Fio da vida
Uma luta contra a
hepatite C

Eli Angela Croffi de Camargo

Fio da vida
Uma luta contra a
hepatite C

São Paulo
2011

Editora Gaia

© Eli Angela Croffi de Camargo, 2010

1ª Edição, Editora Gaia, São Paulo 2011

Diretor-Editorial
JEFFERSON L. ALVES

Diretor de Marketing
RICHARD A. ALVES

Editor-Associado
A. P. QUARTIM DE MORAES

Gerente de Produção
FLÁVIO SAMUEL

Coordenadora-Editorial
DIDA BESSANA

Assistente-Editorial
IARA ARAKAKI

Preparação de Texto
TATIANA F. SOUZA

Revisão
IARA ARAKAKI

Capa
REVERSON R. DINIZ

Projeto Gráfico e Editoração Eletrônica
NEILI DAL ROVERE

Dados Internacionais de Catalogação na Publicação (CIP)
(Câmara Brasileira do Livro, SP, Brasil)

Camargo, Eli Angela Croffi de.
  O fio da vida : uma luta contra a hepatite C / Eli Angela. – São Paulo : Gaia, 2011.

  ISBN 978-85-7555-255-1

  1. Hepatite C – Tratamento. I. Título.

11-02051   CDD-616.362306
             NLM-WI 703

Índices para catálogo sistemático:

  1. Hepatite C : Tratamento : Medicina   616.362306

Direitos Reservados
EDITORA GAIA LTDA.
(pertence ao grupo Global Editora e Distribuidora Ltda.)

Rua Pirapitingui, 111-A – Liberdade
CEP 01508-020 – São Paulo – SP
Tel.: (11) 3277-7999 – Fax: (11) 3277-8141
e-mail: gaia@editoragaia.com.br
www.editoragaia.com.br

Obra atualizada conforme o
Novo Acordo Ortográfico da Língua Portuguesa

Colabore com a produção científica e cultural.
Proibida a reprodução total ou parcial desta obra sem a autorização do editor.

Nº de Catálogo: **3244**

Fio da vida
Uma luta contra a
hepatite C

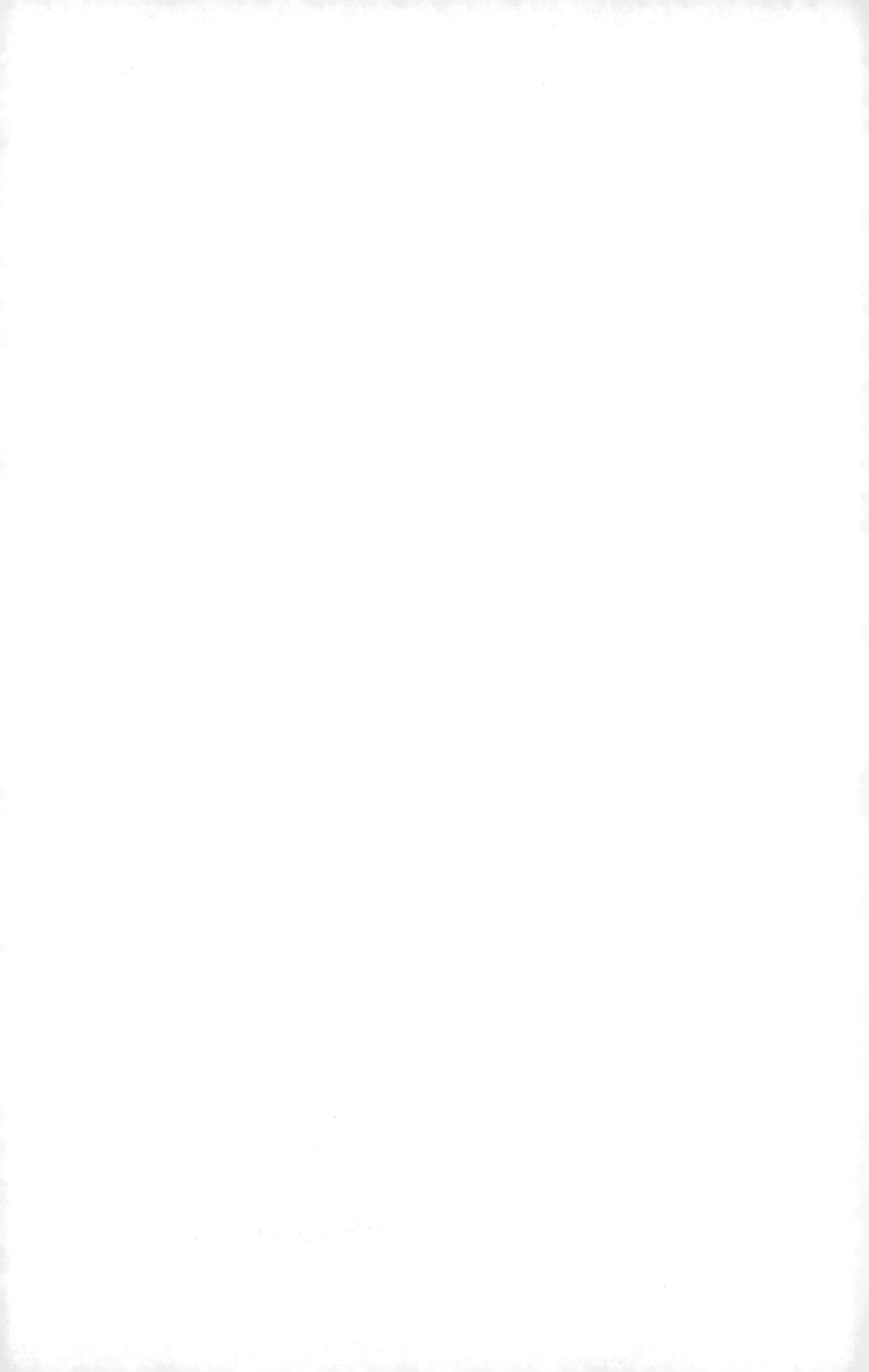

Este livro é dedicado a todas as pessoas que, direta ou indiretamente, estiveram ao meu lado, trazendo a força necessária e tão bem-vinda – minha família, médicos e amigos.

Minha Viagem

Essa viagem estava marcada...
e eu não sabia.
Eu nem sei bem como a fiz!
– me levaram...
Se não me perdi, foi por um triz
– me guiaram.
Era como se já a tivesse feito
Em algum lugar, algum momento
Cheia de dor, temor, sofrimento...

Pensar na morte como se não houvesse mais vida,
Pensar na vida como tão próxima da morte...

Esse caminho fiz, andei
– acho que nem andei, me levaram...

Agora estou de volta
Sem amargura, sem revolta;
As pedras que encontrei
Nessa extensa jornada
Coloquei-as, lado a lado
Como dores do passado.

Eli Angela,
dezembro de 2005

SUMÁRIO

PREFÁCIO 15
DOMAR A MENTE. MOLDAR O ESPÍRITO. VENCER A DOR. 17
AGRADECIMENTOS 19
O FIO DA VIDA... 21
ESTAR DOENTE... 27
    Eu não sou doente... Eu *estou* doente... 27
    2004, meus exames iniciais 30
HEPATITE C VIRAL (HEPATOVÍRUS C) 35
    Órgão principal: o fígado, diretamente afetado pela doença – o que ele faz? 35
    Hepatite, a ação da doença no organismo 36
    Alguns dados sobre a hepatite C viral 37
    O que pode potencializar a ação do vírus no organismo? 40
    Perspectivas de tratamento 40
    Como o vírus se comporta? 41
    A condição de cirrose hepática 42
    A transmissão do vírus 44
    Os riscos para a transmissão do vírus da hepatite C 45
    Exames necessários e com várias finalidades 47
    Explicando alguns exames necessários durante o tratamento 49
    Indicação ao tratamento 51
    Objetivo do tratamento 52
    Genótipos 53
    Tratamento farmacológico (medicação) 54

Interferon 55
Ribavirina (antiviral) 56
Medicação usada no meu tratamento da hepatite C viral 57
INÍCIO DO TRATAMENTO 58
APRENDENDO A CONVIVER COM A MEDICAÇÃO E OS EFEITOS COLATERAIS 61
Os efeitos colaterais durante o tratamento da hepatite C 61
Necessidade de informar os familiares sobre os possíveis problemas durante o tratamento 63
Importante: o que é bom para mim pode não ser para você! 65
Efeitos colaterais do meu tratamento 66
ATUALIDADES DO TRATAMENTO DA HEPATITE C VIRAL 69
Hábitos saudáveis ajudam na redução do avanço da doença 72
A nutrição e o fígado estão diretamente relacionados 72
Orientações nutricionais básicas para portadores de hepatite C viral – uma síntese 74
A boa nutrição faz a diferença durante o tratamento da hepatite C! 75
Uma alimentação equilibrada sem radicalismos... 76
O que podemos evitar 77
A alimentação saudável 78
Cuidado com tudo o que ingerir 79
Governo e indústria discutem mudanças nutricionais em alimentos 80
MEDIDAS OU MEDICINAS ALTERNATIVAS 82
Acupuntura 82
O papel da acupuntura na cura (Mara Regina dos Santos Ueda) 84
Homeopatia – uma alternativa de auxílio ao tratamento da hepatite C 85
No consultório... 88
Minha relação com a homeopatia... 88
A IMPORTÂNCIA DOS GRUPOS DE APOIO AOS PORTADORES DO VÍRUS DA HEPATITE C 91
Unidos Venceremos 93
Mensagens 100
Os dez mandamentos – como conviver com a hepatite 98

COMPORTAMENTO PSICOSSOMÁTICO 123
    Reflexões sobre o comportamento psicossomático (Carmencita Ignatti, Clínica Holística de Peruíbe) 124
AS EMOÇÕES E A DOENÇA – UMA REFLEXÃO 131
    Confiar na cura (Sandra G. D.) 134
CADA UM DE NÓS COMPÕE A SUA MÚSICA... APRENDI A COMPOR A MINHA! 137
    O futuro do tratamento da hepatite C – um desafio para os governos (Carlos Varaldo, Grupo Otimismo) 139
    Novos estudos apontam mais chances de cura para pacientes com hepatite C 142
    Estudo mostra que cura da hepatite C atinge 66% dos tratamentos 144
    Novas evidências sobre a cura da hepatite C (Carlos Varaldo, Grupo Otimismo) 146
    Vivendo bem com seu fígado 147
COMENTÁRIO FINAL 151
    Alerta! 152
    Obrigada à vida (Gracias a la vida) (Violeta Parra) 154
ONG's E GRUPOS DE APOIO AOS PORTADORES DE HEPATITES E DE TRANSPLANTE HEPÁTICO NO BRASIL 156
BIBLIOGRAFIA PARA CONSULTA, LEITURA E CONHECIMENTO 169

PREFÁCIO

> Para minha querida amiga, irmã e parceira Eli –
> Musa das Alternativas (nome carinhosamente
> dado pelos integrantes do Unidos Venceremos)

Conhecemo-nos desde 2005 e nossa amizade cresceu pela dor e pelo amor. Você tem sido uma excelente aliada na luta contra a desinformação, no campo das hepatites virais, e grande companheira para todos do Unidos Venceremos, sempre com uma palavra de amor, sabedoria e experiência compartilhada. Fiquei muito feliz ao saber que você estava escrevendo suas memórias – é tão importante escrever, parece que o fardo fica mais leve!

Quando recebi a cópia do texto, quentinha, fiquei orgulhosa em ver o quanto você aprendeu, o quanto você se tornou *expert* no assunto!

Este livro será útil para muita gente. É escrito em forma de prosa, de fácil leitura, com vocabulário de fácil compreensão, poético – o que faz que devoremos as páginas com desenvoltura!

As pesquisas, as experiências, os medos, as dietas, os métodos que facilitaram sua jornada durante o tratamento, tudo isso dá certa segurança para quem lê, para quem acaba de se descobrir portador de uma doença tão pouco comentada.

Tudo escrito com sinceridade absoluta, com o coração mesmo! Não esconde nada, nem os efeitos colaterais tão temidos, nem a alegria de receber o primeiro PCR *indetectável*, nem as lágrimas derramadas, nem a insegurança – tão comum para quem passa por isso.

Entre risos e lágrimas, terminei de ler o *Fio da vida* com muita esperança em dias melhores para todos nós, mas, principalmente, com a certeza de que este livro é sério, honesto e emocionante!

Parabéns querida irmã, que você continue sendo a Musa das Alternativas, essa pessoa maravilhosa e cheia de vida. O Unidos Venceremos agradece sua participação e seu envolvimento.

Desejo que o *Fio da vida* seja um sucesso!

Um grande beijo.

Micheline Woolf
Unidos Venceremos

DOMAR A MENTE.
MOLDAR O ESPÍRITO.
VENCER A DOR.

Em princípio, fiquei arrasada ao descobrir que era portadora do vírus da hepatite C (HCV). Levei um tempo para aceitar o fato, até compreender a importância do tratamento – necessário no meu caso. Assim, levei também um tempo para me preparar e me adaptar a essa nova situação.

Enfrentaria uma situação nova e poderia haver discriminação. Era um fato alheio a minha vontade, que acontecera não sei como, não sei quando, nem em quais circunstâncias. Ao mesmo tempo, percebia que as coisas mudaram – tudo mudou...

Em situações como essa, parecemos querer viver, em cada dia, mais do que jamais vivemos e aproveitamos. Os sentimentos que surgem são contraditórios. Em alguns momentos, a tristeza por não querer aquela doença; em outros, a gratidão por receber cuidados e esclarecimentos, pela oportunidade de chegar à cura. Mas sempre encarando tudo como um aprendizado. Explorando a espiritualidade que há dentro de nós, respeitando os mistérios, descobrindo coisas nas quais não pensávamos muito antes. Olhando o mundo, a vida, de modo diferente, mais profundo, mais reflexivo.

Aprendi, nesse contexto, a aceitar o que não pode ser mudado. Eu poderia revoltar-me, brigar, resistir, não aceitar o tratamento, mas optei por fazê-lo adequadamente, já que teria de passar por isso.

Aprendi a encarar as medicações como instrumentos de cura. Às vezes, agiam como vilões, provocavam desajustes físicos e emocionais, mas eram meus aliados, meus companheiros na jornada para a cura. Fiz minhas escolhas.

Preferi reduzir meus pensamentos negativos em relação aos efeitos colaterais do tratamento e nutrir os úteis, aqueles que me davam esperanças, por mais difícil que isso fosse. Tal mudança não aconteceu de repente. Leva tempo para transformar a mente, os hábitos, tentar superar os estados negativos, mas, a cada tentativa e sucesso, chega-se mais perto do objetivo. Somos, em parte, responsáveis pelo que nos aconteceu ou acontece, assim como somos indefesos diante das fatalidades que nos roubam as pessoas, a saúde, a alegria, a esperança.

Por isso, o recomeço.

Enfim, as experiências foram aprendizados de luta, de energia, de solidariedade, de perseverança e de fé.

AGRADECIMENTOS

À Sandra G. D., psicóloga e terapeuta, pela força espiritual e emocional, e por achar que o projeto de escrever este livro valeria a pena e que um dia seria concluído. Obrigada pelo par de asas com o qual me presenteou nessa jornada.

À Micheline Woolf, amiga e companheira de jornada, que, tão bem e de forma tão humana, lidera o grupo de apoio aos portadores de HCV Unidos Venceremos e com quem aprendi muito e ainda aprendo...

À Heloísa Helena G. Caiado, amiga guerreira e vencedora, que oferece força e apoio incondicional, sempre!

Aos amigos do grupo Unidos Venceremos, que, com suas experiências, fizeram-me ter uma visão real do que foi essa jornada de tratamento. Gracia Pistori, Sandra Regina C. Rocha, Wagner Ferreira, Helena Curvello e Luiz Eduardo Taddei representam muitos daqueles que eu gostaria de citar aqui e que sabem da minha gratidão.

Ao Grupo Otimismo, na pessoa de Carlos Varaldo, que generosamente compartilhou seu trabalho e sempre tem muito a nos dizer.

À Carmencita Ignatti, pelo carinho, pois, mesmo distante fisicamente, esteve sempre presente.

Aos médicos – dr. Marcelo Pesce Gomes da Costa, infectologista; dr. Marcelo Aldo Girão, homeopata; dra. Lucy Fromm Trinta, gastroenterologista; dra. Mara Regina Ueda, médica acupunturista; dra. Maura Ykoma, hematologista; dr. Silvio Ikoma, gastroenterologista; dra. Maria Cristina Corradini e dra. Ana Gabriela V. Martins, endocrinologistas – pela atenção e sabedoria em seus campos de trabalho, que fizeram que o tratamento fosse mais suave e eu me sentisse segura; pela competência e sensibilidade ao monitorar e acompanhar os efeitos colaterais das medicações e por saber contorná-los com ações rápidas e precisas, assim como compartilhar conhecimentos, dialogar e aceitar sugestões; por contribuírem para que eu soubesse que existem médicos confiáveis, sensíveis e preocupados com a pessoa e sua qualidade de vida.

Enfermeiras e profissionais do Centro de Referência em Moléstias Infecciosas – CRMI, Bauru, onde fiz o meu tratamento durante 48 semanas e onde desenvolvi amizades.

A todos os meus companheiros e amigos de comunidades virtuais – um recurso de comunicação e interação de que dispomos –, em especial o Grupo Hepatite C, com os quais procurei caminhar e muito aprendi. Se tentasse citar nomes aqui, correria o risco de ser injusta...

Aos companheiros que já não estão entre nós mas que foram exemplos de luta: Soninha, Tera, Alba, Margarete Barella... Estarão sempre em minha lembrança.

O FIO DA VIDA...

> O tempo é um fio. Nesse fio estão sendo enfiadas as expectativas, as experiências de amor que tivemos. Um pôr de sol, uma carta, um único olhar da pessoa amada, um cãozinho, o beijo de um filho... Houve muitos desses momentos em minha vida. E em cada um deles eu senti: valeu a pena ter vivido a vida inteira só por esse momento.
>
> *Rubem Alves*

Por que há dias em que o sol está tão glorioso, as cores tão acentuadas, e os sons, o cheiro das flores, da terra, o cantar dos pássaros alegram a nossa alma? Vemos tudo com alegria, tudo dará certo, a vida é bela...

Por que há dias que têm de amanhecer trazendo inquietações já com a claridade, fazendo-nos ansiar por alguma coisa que não sabemos ao certo o que é; pela tarde que talvez seja mais amena ao coração, ou pela noite que nos trará a quietude e, talvez, a paz?

Tudo faz parte da vida – a dor, a insegurança, o medo, a alegria, o amor, a esperança, a solidariedade... Temos de aprender as lições que ela nos traz, desde o encantamento diante do nascimento até o desafio de ter de encarar a ideia da morte.

Já ficamos chocados com alguns acontecimentos cotidianos que atingem pessoas que nem conhecemos; e, quando algo que achávamos longe, distante, entra em nossa vida, literalmente, perdemos o ar, o chão.

Diante de uma surpresa desagradável, no meu caso a descoberta da hepatite C, há vários caminhos a tomar. No começo, a rejeição, a negação do fato, até que a ideia é aos poucos assimilada, do modo possível, e, finalmente, a busca de recursos para lidar com a situação.

A doença, pela qual passei, colocou em xeque problemas cruciais, especialmente a culpa: parecia que eu era culpada por ter sido contaminada – sem saber nem sei como, nem onde, nem quando... Minha vida tinha de continuar, eu tinha filhos, marido, a família ali presente, com nossos problemas do dia a dia, agora voltados para essa doença que surgia e fazia a vida tomar um rumo diferente.

E os amigos? Eu não queria que soubessem! Queria que guardassem de mim aquela imagem de antes: alegre, como sempre fui, saudável, disposta! Alguns, mesmo sem eu querer, ficaram sabendo e deram apoio e forças durante todo o meu tratamento. Sempre foram meus amigos. Outros só tomaram conhecimento quando tudo já havia passado e, assim mesmo, quiseram saber o que tinha acontecido, e aí começou minha oportunidade de promover conscientização sobre essa doença, que acomete muitas pessoas que nem imaginam isso.

Trabalho que eu continuaria daí por diante.

A procura de energia, de forças, de ânimo, da alegria perdida, tornou-se prioridade; o medo do desconhecido e do mito fez que eu procurasse estudar, pesquisar, entender, talvez, o que estava acontecendo.

Em terapia com uma *anja* que encontrei aqui na Terra, e que segurou forte minha mão, os vários exercícios mentais sistemáticos foram suavizando o pânico e a própria jornada, fazendo-me acreditar, cada vez mais, que eu deveria fazer parte ativa dessa minha história, preparar meu caminho – que não seria fácil –, participar dos acontecimentos, dos resultados. Se eu fosse capaz de encarar isso e procurar recursos verdadeiros dentro de mim, eu poderia vencer a doença.

Passei a acreditar muito nisso.

Eu, que sempre fui uma pisciana meio enrolada, para quem era difícil escolher caminhos, coisas, tomar decisões apressadas, havia feito uma escolha e as consequências viriam. Percebi a grande dimensão do fato de estar com uma doença grave. Ou entrava em desespero, podendo comprometer um tratamento que me mostrava uma chance de cura, ou escolhia a luta, a persistência e a fé. Meu objetivo tornou-se um só: eu queria muito ficar curada, faria o que fosse necessário, lado a lado com a medicina. Foi preciso ter uma vontade firme e uma imensa capacidade de entrega, pois os caminhos seriam vários, desconhecidos e, muitas vezes, nem seriam aqueles que eu imaginava que fossem.

Foi uma época especial e de muito aprendizado.

No meu encontro com o vírus da hepatite C, eu tive, pelo que estudei, um dos tipos ou genótipos mais resistentes ao tratamento, uma carga viral considerada alta e uma insegurança em relação ao tratamento e aos efeitos colaterais das medicações que me deixaram à beira da depressão.

Como aprender tão rápido a lidar com a possibilidade da morte? Sim, foi nisso que eu passei a pensar e tentar entender, em princípio, sem conseguir.

Toda a tensão ocasionada pela realização de exames, pela espera dos resultados e pelos confrontos gera um estresse incalculável, e eu só pude administrar isso com muita fé, coragem e força de vontade – que impunha a mim mesma. Nesse processo todo, o que me impulsionou a lutar foi a fé, a disciplina e a esperança.

Esperança de conseguir a cura.

É preciso haver aceitação, ou mesmo humildade, para lidar com situações desse tipo, tolerar o que não pode ser mudado no momento e, depois, munir-se de forças que serão armas, necessárias, para uma batalha.

Busquei recursos naquilo de que dispunha e conhecia: a fé, a música – parte importante na minha vida –, a escrita – na forma de minhas poesias –, a pintura, os benefícios da medicina alternativa e o amor de minha família.

Aprendi, durante o tratamento, que ter em mente a disciplina é importante para tomar a medicação, observar as mudanças e as limitações do corpo, confiar as inseguranças ao médico, procurar estar por dentro do que acontece com você, como as alterações dos exames, do porquê de tudo – enfim, para participar ativamente dessa que é a sua história de vida.

Muita coisa muda em nossa rotina, em nossos planos, em nossa vontade própria, em relação à família, à disposição que tínhamos – e, agora, nem tanto – para as atividades comuns. Nem tudo que está bom ou normal para os outros o está para nós. Mudam os cheiros, o paladar, as sensações, o físico, o emocional. O humor sofre variações, nem tudo nos convém. Do que está bom e aceitável em um dia, em outro, nem queremos ouvir falar.

Nossos planos mudam e têm de mudar, pois ficamos condicionados às reações ou efeitos colaterais do tratamento, que pode mudar nossos projetos, por mais simples que sejam. Mas não precisamos enfrentar tudo isso sozinhos. A família e os amigos são o nosso apoio, o ponto em que encontramos segurança, carinho, compreensão e solidariedade.

Os exames de acompanhamento ou monitoramento tornam-se rotina em nosso dia a dia. E sempre há aquele sentimento de insegurança na espera pelos resultados. Quando eles chegam, ou deixam nosso coração aos pulos e mostram que temos de ser fortes e confiantes, ou nos dão momentos de alegrias pela vitória ou etapa superada.

O médico, antes um desconhecido, passa a ser o amigo, aquele que torce e luta conosco e vibra com nossas vitórias; aquele que nos faz encarar a realidade, colocar os pés no chão, mas também ver que o mundo não acabou e que temos uma batalha a vencer. Para alguns médicos o fato é relativamente novo, e eles ficam tão perplexos que têm dificuldades para fazer o diagnóstico da doença e mesmo transmiti-lo ao paciente. Esse não foi o meu caso, mas, por meus companheiros, tive conhecimento de que isso acontece com frequência.

Creio que ainda há muito a aprender sobre a doença, assim como muito a divulgar, em ações mais concretas por parte de autoridades da área e do governo. Há muito que caminhar, e rapidamente, pois informação e conhecimento são excelentes coadjuvantes no tratamento. E foi o caminho que tomei. Encontrei médicos competentes e comprometidos que me incentivaram e até discutiram informações a respeito da doença, assegurando sempre um clima positivo e de confiança. Este é o meu desejo para cada pessoa que se descobre portador do vírus e que necessita de cuidados médicos especiais: que tenha acesso aos medicamentos e que possa ser tratado adequadamente, com dignidade, envolvimento e humanidade.

ESTAR DOENTE...

Recomeços

A vida é poderosa
Espera só.
Verás um dia.
Tuas mãos tecem
metas,
sonhos
utopias
e ela os quebra,
desmancha,
atrofia.

Mas... humana ironia!
Apesar desta
vida que te vira ao avesso,
só nela acharás forças
para outros recomeços.
Sandra M. Silvestre

Eu não sou doente... Eu *estou* doente...
    Em janeiro de 2004, após trinta anos de trabalho na área de educação, aposentei-me. Sou pedagoga, dei aulas no Ensino Fundamental

e Médio, trabalhei na área de Orientação Educacional, fui professora e coordenadora pedagógica. Durante toda a minha vida trabalhei com educação. Amava o meu trabalho, tudo o que fazia! Porém, sentia-me estranhamente cansada. Cheguei a pensar que estava muito preguiçosa ou que era a idade e seus acompanhantes.

Com isso, a aposentadoria foi bem-vinda, pois eu poderia descansar, passear um pouco, fazer mais companhia ao marido e aos filhos, dedicar-me aos meus trabalhos voluntários e ao lazer, fazer, enfim, outras coisas de que gostava e para as quais não tinha tempo. Tudo isso, sem ter de ficar presa a horários fixos de compromissos...

A indisposição que me acometia naquela ocasião levou-me a procurar o médico. Em abril de 2004 já estava em tratamento de uma discreta anemia, descoberta em exames. Tomei suplemento de ferro, fiz as consultas de rotina e o acompanhamento da glicemia, e nada mostrou que havia algo de especial em minha saúde. Foi feita também uma endoscopia de controle, para verificar uma possível perda de sangue oculto, e o diagnóstico foi uma hérnia de hiato com refluxo gástrico. O médico achou que seria útil uma intervenção cirúrgica, para evitar maiores problemas futuros. Fui encaminhada para cirurgia em junho do mesmo ano. Tudo transcorria bem.

Durante a cirurgia, por videolaparoscopia, o médico gastroenterologista observou em meu fígado coloração e textura diferentes da normal. Retirou um fragmento do tecido hepático, material que foi enviado para biópsia. Fiquei muito nervosa e tensa, pensando no que poderia ser. O laudo, aguardado com ansiedade, apresentou o diagnóstico de hepatite C viral, em discreta atividade, de causa desconhecida, com atividade inflamatória grau 2 e fibrose grau F3 – o que eu só entenderia mais tarde...Foi um choque e tanto, sobretudo quando, posteriormente, aprofundei-me e soube mais sobre a doença.

Nunca havia feito transfusão de sangue, e só naquela ocasião fiquei sabendo sobre outros possíveis agentes causadores, como seringas, instrumentos cirúrgicos, alicates de unha compartilhados em salões de manicure etc. Coisas que antes nem nos passava pela cabeça que pudessem trazer riscos. Atualmente, até os *revólveres* usados para vacinas infantis – lá no meu tempo – são citados como possíveis causas de contágio.

É inacreditável, mas quando acontece com a gente é terrível. Pode-se quebrar a cabeça durante horas e ficar louco, querendo saber o motivo. E o medo maior de que o marido e os filhos também tivessem a doença! Chorei bastante na consulta. Com os médicos, precisava desabafar e ir assimilando a ideia aos poucos. Era demais para mim, naquele momento. Naturalmente, o médico aconselhou que meu marido e filhos fizessem os exames necessários, para verificar alguma possível contaminação. Ela poderia ter acontecido no parto e, também, por relações sexuais, embora isso só acontecesse em porcentagem baixíssima e em condições específicas. A espera pelos resultados foi de grande ansiedade e nervosismo, pois eu não admitia a ideia de que pudesse ter acontecido algo semelhante a eles.

A alegria e o alívio foram imensos quando chegaram os exames, todos negativos para hepatites. O passo seguinte foram as vacinações. Assim como eu, todos em casa tomaram as doses da vacina anti-hepatite A e B, já que não se dispõe, ainda, de vacinas anti-HCV. Assim, pude sentir a importância da prevenção, da divulgação e da vacinação corretas contra uma doença.

Dispus-me a entender, a pesquisar – esse foi o caminho que escolhi, para, pelo menos, entender um pouco o que acontecia comigo, com meu organismo, com essa doença, que é ainda tão nova e da qual tantos nem ouviram falar. Parti para as pesquisas na internet, sempre atenta a textos, pesquisas e sites de profissionais que trabalham com saúde e divulgação da doença.

Devagar, fui aprendendo, entendendo um pouquinho. Encontrei muito material interessante, posicionamentos e estudos que foram importantes para o meu esclarecimento. Porém, tenho muito e muito a aprender ainda!

Passei a frequentar um grupo de apoio virtual, com participação de pessoas de vários estados do país que trocam dúvidas e apoio. Entrei para algumas comunidades que também têm esse objetivo e agrupam pessoas com os mesmos problemas, que procuram sanar dúvidas e dar um rumo inicial a suas pesquisas. Há discussões sobre os efeitos das medicações para quem faz e para quem ainda vai fazer o tratamento, sobre as realidades tão diferentes de cada um na descoberta da doença e no tratamento, sobre orientações a respeito da legislação, sobre possíveis dúvidas e sobre as lutas na área da saúde em geral.

Fui me informando, até perceber que sempre haveria algo mais para aprender sobre essa doença, que afeta uma porcentagem significativa da população mundial e em relação à qual ainda se está em plena luta por solução e cura.

2004, meus exames iniciais

Após meu encaminhamento para o médico infectologista, foram feitos todos os exames principais e complementares para verificação, especialmente:

• **Hemograma completo com contagem de plaquetas:** é a análise das células vermelhas (hemoglobinas) e das brancas (leucócitos, incluindo neutrófilos e linfócitos) para verificar a existência ou não de anemias e infecções, entre outros possíveis problemas, somada à contagem das plaquetas (elementos sanguíneos que controlam as hemorragias, assim como os fatores de coagulação produzidos no fígado).
Resultado: exames dentro dos níveis de normalidade.
• **PCR quantitativo (reação em cadeia polimerase, na sigla em inglês):** quantifica a carga viral por meio da identificação de pequenos fragmentos de HCV-DNA e HCV-RNA no sangue.
Resultado: 5.155.030 UI/ml (6,7 log).
• **Genotipagem:** determina o genótipo (tipo) e subgenótipos do vírus. É fundamental para determinar o tempo do tratamento.
Resultado: tipo 1, subtipo b.
• **Exame das transaminases:** verifica os níveis das transaminases – enzimas presentes no sangue –, que quando alterados podem indicar infecção ou inflamação. São as chamadas AST ou TGO (aspartato aminotransferase, na sigla em inglês, ou transaminase glutâmico-oxa-

lacética); ALT ou TGP (alanina aminotransferase, na sigla em inglês, ou transaminase glutâmico-pirúvica) e GGT (gamaglutamil transferase). Normalmente, as transaminases ficam nos hepatócitos (células hepáticas) sadios e, quando estes se danificam, elas se derramam no sangue. Se o nível dessas enzimas estiver alto, é sinal de alerta, pois pode significar algum problema no fígado.
Resultado: níveis de transaminases alterados.

Os outros exames adicionais foram considerados normais.

Como a biópsia já havia sido realizada, após esses resultados, houve a indicação para o tratamento. Eu estava dentro dos parâmetros e a tentativa de tratamento, caso não apresentasse o resultado esperado, beneficiaria, de qualquer modo, a situação do fígado e suas funções. Para um diagnóstico correto da hepatite C, é necessário que sejam feitos vários exames, como hemograma, funções do fígado e biópsia, que devem ser acompanhados por médico especialista em hepatite C e gastroenterologista, de preferência hepatologista. Em consulta posterior, o médico informou que para meu quadro era indicado tratamento com interferon, associado à ribavirina.

Os efeitos colaterais nem precisavam ser citados pelo médico, pois já havia pesquisado na internet durante o mês todo e o suficiente para ficar apavorada. *Que não aconteça nem a metade do que é previsto, senão... não sei se aguentarei.* Foi isso o que consegui pensar. Meu genótipo (1b), que consta ser o mais resistente à medicação, sugere que o tratamento seja de 48 semanas, para tentar a *negativação* do vírus no sangue. Na 12ª semana, são feitos os exames (PCR) para verificar se a carga viral diminuiu e se será possível continuar o tratamento. Algumas pessoas *negativam* (o vírus deixa de agir) já nesse período.

Tenho lido muito sobre sintomas surgidos no decorrer da vida que podem ser causados pela doença ou estar indiretamente ligados a ela. Alguns deles talvez sejam o meu caso. "Apareceram" sintomas de pressão alta, diabetes e artrite reumatoide, do nada! Nem tenho casos na família... É para pensar...

Em setembro de 2004, recuperada da cirurgia da hérnia de hiato, fui à médica hematologista. Ela viu os resultados dos exames, fez uma análise e pediu outros para complementar. Os resultados dos exames de ureia, creatinina, ferritina, ferro sérico, glicemia, colesterol (frações), bilirrubinas e fosfatases estavam normais. As transaminases TGO, TGP e GGT, assim como a gamaglobulina, estavam alteradas.

Esse é um quadro comum nos casos de hepatite C em atividade. Como o gastroenterologista que fez a minha cirurgia tinha atestado na endoscopia, não tenho varizes no esôfago. Elas são um ponto negativo para a realização do tratamento, podendo inclusive impossibilitá-lo em muitos casos de estado avançado, por causa do risco de hemorragia gástrica. Foi com grande alívio que essa hipótese foi descartada no meu caso.

Foi-me, então, indicada a medicação silimarina, durante um mês, a fim de aliviar alguns sintomas e proteger o fígado, uma vez que eu havia tomado grandes doses de anti-inflamatórios e medicação pós-cirúrgica. Com isso, naturalmente, o fígado estava sobrecarregado.

A hematologista receitou ácido fólico – para os glóbulos vermelhos, imunidade... Estava sem a medicação para o diabetes (Glifage) desde a cirurgia em 11 de junho de 2004. A médica endocrinologista que acompanhava meu quadro de pré-diabetes suspendeu a medicação, pois emagreci bastante e estava controlando a glicemia com a alimentação. Em seguida, levei as cópias dos exames para o médico infectologista, Dr. Marcelo, que organizou as que seriam encaminhadas para o Centro de Referência do Serviço de Atendimento Especializado da Direção Regional de Saúde X (SAE-DIR X), para avaliação e aprovação da liberação dos medicamentos para o início do tratamento.

Resolvi organizar uma pasta com todos os resultados dos exames já feitos para um melhor acompanhamento e entendimento de tudo o que se passasse nesse processo. Acompanharia a evolução do tratamento passo a passo. Fiquei muito nervosa com tudo isso que surgiu de repente em minha vida. Meu primeiro pensamento foi o de que meu ano tinha acabado. Meu mundo caiu.

O que viria em seguida, que eu não fazia a mínima ideia, mas já me deixava tão ansiosa? Descanso, viagem e festa de final de ano, como seriam? Finais de semana, passeios, trabalho voluntário – será que teria condições de continuar? E muitos, muitos outros pensamentos e dúvidas iam surgindo, pois minha família estaria envolvida, como esteve todo o tempo; além de muito, muito medo dos efeitos colaterais, inúmeros, tão temidos.

Os exames estavam todos prontos.

Em novembro de 2004, iniciei o tratamento de 48 semanas com injeções semanais do medicamento interferon peguilado, associado a quatro comprimidos de ribavirina ao dia. Ao ler a bula, entrei em pânico: existiam por volta de 149 efeitos colaterais; mas ao mesmo tempo, passei a pesquisar na internet, e encontrei textos, estudos e sites esclarecedores; assim, fui conhecendo mais sobre a doença, ficando a par das novas descobertas e renovando as esperanças.

Todo o tratamento foi realizado no Centro de Referência em Moléstias Infectocontagiosas/Centro de Aplicação para Hepatite C/ SAE-ADT-HD (Serviço de Atendimento Especializado-Atendimento Domiciliar Terapêutico-Hospital Dia), pertencente à DIR X, Bauru-SP.

Frequentei esse local durante um ano. Nesse período, observei o que o tratamento causava a cada organismo e absorvi experiências tanto dos companheiros que faziam a mesma jornada quanto dos profissionais que lá atendiam. Fiz amigos e pude observar o profissionalismo e o trabalho competente das pessoas que nos acompanhavam. Essa foi a minha realidade, mas não é a de todas as pessoas. Muitas estão lutando para conseguir o tratamento, outras não sabem que caminho tomar e outras ainda enfrentam um período interminável de espera e encaminhamento de exames, indicação ou monitoração do tratamento.

Sobre os efeitos colaterais, no meu caso, posso dizer que foram suportáveis e bem menores do que eu temia. Mesmo assim, não foi nada fácil manter a firmeza durante o tratamento, pois o cansaço, as dores sempre presentes – tanto generalizadas pelo corpo quanto específicas em alguns pontos, como a cabeça e as articulações – e as náuseas incomodaram bastante as atividades cotidianas.

Aí entraram efetivamente os recursos para melhorar os sintomas e a imunidade: a acupuntura, à qual me submetia semanalmente, que trabalha a energia e o equilíbrio do corpo, eliminando quase por completo as dores e fortalecendo o sistema imunológico; os florais, que também agem mais no campo energético, no sutil, do que no organismo em sua forma densa; a terapia vibracional avançada, na qual os exercícios de imaginação ativa produzem mudança no comportamento interior e nos permite acessar recursos que existem em nosso próprio ser, auxiliando nosso processo de cura.

O trabalho voluntário é uma verdadeira terapia de auxílio à cura. Nele podemos realmente aprender a olhar ao redor e ver quantos têm mais necessidades que nós, seja em aspectos materiais, emocionais e de saúde, seja em perspectivas e conhecimentos.

Enquanto doamos algumas horas de trabalho, recebemos muito, verdadeiras lições de vida que nos fazem crescer como pessoas.

HEPATITE C VIRAL (HEPATOVÍRUS C)

Após muitas leituras, pesquisas na internet e conversas com médicos, comecei a entender o que acontecia no meu organismo e a ação da doença, em seus vários aspectos. Eu queria e precisava saber.

Eu não poderia, nem pretendo, escrever aqui um tratado sobre as hepatites, pelos conhecimentos que me cabem. Mas eu tinha necessidade de saber mais sobre esse tipo de doença – agora eu estava sendo afetada – e isso fez que eu tentasse entender para poder participar, para ajudar alguém na mesma situação que eu e para acompanhar a evolução das pesquisas, pois os resultados são preciosos e nos trazem esperança. Li e continuo lendo livros, procurando situações que se pareçam com a minha e novidades a respeito da doença e possível cura. Fazia anotações sistemáticas dos meus exames, comparando resultados, mensalmente. Estava, dia a dia, em estado de aprendizagem; aprendendo muito com amigos portadores, amigos em tratamento, comunidades e grupos de apoio.

Órgão principal: o fígado, diretamente afetado pela doença – o que ele faz?

O fígado, um órgão sólido, constituído de células chamadas hepatócitos, está situado na parte superior direita do abdome. Analisar o fígado não é nada fácil, pois ele exerce múltiplas funções. É um dos maiores órgãos do corpo humano. Um verdadeiro *laboratório*, que exerce funções extremamente importantes e é considerado uma

verdadeira *usina* produtora e processadora de substâncias em nosso corpo. Ele
- recebe o sangue venoso por uma grande veia, a veia porta;
- mantém as reservas de ferro, vitaminas e sais minerais necessárias ao bom funcionamento do organismo;
- produz a bile, um líquido verde e denso que age na digestão dos alimentos, ajudando o intestino a digerir as gorduras;
- desintoxica todos os produtos químicos e prejudiciais que você ingere, como bebidas alcoólicas e remédios;
- reserva energia, como uma bateria, armazenando açúcar (carboidratos, glicose), até que você precise dela e ajuda a regular a concentração de glicose no sangue;
- produz proteínas, para que nosso corpo possa se manter sempre saudável, e coagulantes, para que, ao se cortar, você não sangre sem parar;
- auxilia-nos na defesa contra micróbios que constantemente entram em nosso corpo;
- transforma a bilirrubina – um produto da decomposição das células vermelhas do sangue (hemoglobina) – em outra substância para que possa ser expelida, processo no qual qualquer interrupção provoca icterícia;
- sintetiza a ureia, que é expelida pelos rins.

Hepatite, a ação da doença no organismo

As hepatites atingem o fígado, provocando anormalidades e comprometendo suas funções, que são vitais para o organismo. Muitas pessoas já ouviram falar, mas poucas sabem o que a doença realmente significa e quais problemas ela provoca.

As causas da doença são várias:
- Hepatite por reação a medicamentos, ao álcool (uso abusivo e por tempo prolongado), a drogas ou a alimentos;
- Hepatite autoimune, condição na qual o sistema imunológico passa a identificar os órgãos e tecidos como estranhos e tenta destruí-los;
- Hepatite infecciosa, a mais comum, causada por vírus.

As hepatites virais são as mais comuns. Um vírus é um micro-organismo minúsculo, muito menor e mais simples do que uma célula humana. Uma vez dentro do nosso corpo, ele se instala no fígado e passa a se reproduzir. Seu ataque debilita as células e provoca inflamação.

As doenças do fígado, em especial as hepatites, provocam anormalidades nas funções desse órgão, reações como icterícia e alteração na produção de proteínas e na neutralização de substâncias tóxicas. A icterícia resulta da inflamação do fígado que dificulta a metabolização e eliminação da bile para o intestino, provocando o acúmulo de bilirrubina (pigmento amarelo-esverdeado usado pelo fígado na produção de bile) no sangue e tornando a pele e as mucosas amareladas.

Até hoje, foram identificados sete tipos de hepatites virais – que por certo tempo não apresenta sintomas – e crônicas: A, B, C, D, E, F e G. Cada uma delas é causada por um vírus diferente. A inflamação dura mais de seis meses, com ou sem sintomas específicos conhecidos. A hepatite pode ser, também, caracterizada como aguda, quando surge repentinamente, com sintomas específicos.

A doença tem vários estágios e cada organismo reage de modo diferente. Alguns passam muito tempo com uma discreta atividade do vírus (inflamação). Outros evoluem rapidamente para um quadro que, necessariamente, exige tratamento com medicações especiais.

O fígado é atacado em diversos graus, existe um período sem sintomas, quando o vírus se multiplica no organismo e a pessoa não sente nada. Após um período variável, ela apresenta quadro semelhante ao da gripe, com febre, náuseas, mal-estar, falta de apetite e desânimo. Pode ficar com a pele amarelada (icterícia), urina escura e fezes bem claras, mas isso não ocorre com todos os infectados.

Algumas pessoas conseguem eliminar o vírus espontaneamente do organismo, mas essa porcentagem é muito pequena.

Alguns dados sobre a hepatite C viral
1. A hepatite C é uma inflamação do fígado causada pela infecção decorrente do vírus da hepatite C (HCV).

2. O vírus foi descoberto em 1987, por Michael Houghton e uma equipe de pesquisadores.

3. Com essa descoberta, foram desenvolvidos testes para encontrar anticorpos específicos. O primeiro teste apareceu em 1989.

4. Nesses anos todos, muito se avançou em relação ao conhecimento da doença, seu tratamento e sua cura. O teste de anticorpo, que pode ser usado para aumentar a provisão de sangue para transfusões e órgãos para transplantes, foi disponibilizado antes de 1990.

A Organização Mundial de Saúde (OMS) estima que em torno de 170 a 200 milhões de pessoas no mundo estejam contaminadas pelo vírus, de 3 a 4 milhões somente no Brasil (1,5% da população do país).

5. É uma doença assintomática, que ataca o fígado e é adquirida pelo contato com sangue contaminado. Depois de infectada, a pessoa passa por uma fase aguda, durante o período de incubação, que varia de 20 a 140 dias.

6. Em 70% dos casos, não apresenta sintomas.

7. Quando aparecem, os sintomas são leves (alguma febre, fadiga, náuseas, vômitos, leve dor abdominal), o que dificulta o diagnóstico, fazendo que muitas vezes ele ocorra em exames pedidos para outros fins ou doação de sangue.

8. A maioria dos portadores desconhece sua situação, o que é preocupante, pois a doença evolui silenciosamente. Assim, a passagem da fase aguda para a crônica é quase despercebida.

9. Na fase crônica, o fígado debilita-se aos poucos e a pessoa pode passar muito tempo com o problema sem saber. Isso acarreta numa descoberta tardia, quando o fígado já está bem alterado pela inflamação, exigindo medidas radicais, como o transplante.

O sistema imunológico, ao atacar o vírus, agride também as células hepáticas e então se instala um processo de inflamação crônica permanente. A agressão é dupla: as células hepáticas são atacadas pelos vírus e pelo sistema imunológico. A pessoa chega a ficar nesse estágio por vinte, trinta anos.

Mais de 80% dos contaminados pelo vírus da hepatite C desenvolverão hepatite crônica e só descobrirão que tem a doença em exames feitos por outros motivos, como por exemplo, para doação de sangue. Outros casos, aparecerem até décadas após a contaminação, através das complicações como cirrose e câncer de fígado.

10. Em 20% dos casos de hepatite C viral, pode haver passagem para cirrose. Entre esses, 20% podem desenvolver câncer de fígado.

11. O HCV apresenta-se em vários genótipos (tipos) diferentes, sendo os principais: 1a, 1b, 2a, 2b, 3, 4, 5a e 6a. No Brasil, os mais comuns são os 1, 2 e 3; e os 4 e 5 não ocorrem. Os genótipos 7, 8, 9, 10 e 11 são encontrados no mundo todo.

12. O genótipo 1 é o mais frequente, além de ser o mais resistente ao tratamento. No Brasil, estima-se que 75% dos doentes sejam portadores do tipo 1.

13. As drogas juntas destroem os vírus em 40% a 90% dos casos. Em geral, o tratamento dura um ano. Infelizmente, não são todos os pacientes que conseguem ficar livres da doença. Entre os fatores que reduzem a chance de cura estão consumo de álcool, obesidade, ter idade superior a quarenta anos, longo tempo de infecção e ser do sexo masculino. Também são importantes a quantidade de vírus presente na circulação sanguínea (quanto maior, pior) e o genótipo (o tipo genético do vírus).

14. O vírus tem alto poder de mutação, o que torna muito remoto o desenvolvimento de uma vacina.

15. Muitas pesquisas são apresentadas a cada novo congresso sobre o assunto, levando à revisão de tudo o que diz respeito à epidemiologia, ao diagnóstico e ao tratamento da doença.

16. A transmissão se dá por meios que envolvem contato direto com sangue de pessoa infectada – ferimentos, compartilhamento de agulhas, transfusões sanguíneas feitas antes de 1992 (ano em que os bancos de sangue adotaram os critérios de triagem), e, em menor grau, contato sexual e transmissão materno-fetal.

17. O HCV infecta cinco vezes mais pessoas do que o vírus da Aids. Somente este dado mostra a dimensão do problema: 170 milhões (3%) de portadores no planeta, dos quais 80% evoluem para a forma crônica e 20% para cirrose.

O que pode potencializar a ação do vírus no organismo?
Consumo elevado de álcool.
Idade avançada na época da infecção.
Infecção por HIV (30% a 40% dos portadores de HIV são portadores de HCV).

Os tratamentos usados para tratar a infecção pelo HCV diminuem as defesas do organismo, tornando especialmente grave o quadro dos pacientes portadores também de HIV.

Perspectivas de tratamento
O tratamento da pessoa contaminada pela hepatite C deve ser feito com médico especializado na doença, infectologista, gastroenterologista ou hepatologista, pois exige conhecimentos específicos de sintomas, que têm ocorrências significativas, e sua monitoração no decorrer de todo o tratamento. Pode também ser feito em hospital de referência no tratamento da doença, ou em Centros de Atendimento a Doenças Infectocontagiosas, pelo Sistema Único de Saúde (SUS).

O tratamento da hepatite C crônica vem alcançando resultados progressivamente melhores com o passar do tempo. Há poucos anos, alcançava-se sucesso em apenas 10% a 30% dos casos tratados e, atualmente, em casos selecionados, pode-se alcançar até 90% de eliminação do vírus (o que é chamado resposta virológica sustentada).

Hoje, o tratamento de maior eficácia é a combinação dos medicamentos interferon (interferon alfa-2a recombinante; interferon peguilado alfa-2a [Pegasys] ou interferon peguilado alfa-2b [PegIntron]) e ribavirina. Ele pode variar segundo o genótipo da doença e sua evolução, ou o tipo de interferon utilizado.

Utiliza-se combinação de interferon (convencional ou peguilado) e ribavirina por prazos de 6 a 12 meses (24 a 48 semanas), de acordo com o genótipo do vírus. O sucesso do tratamento varia principalmente conforme o genótipo, a carga viral e o estágio da doença determinado pela biópsia hepática.

Mais de 80% dos indivíduos contaminados desenvolvem hepatite crônica e só descobrem que têm a doença em exames realizados por outros motivos, como para doação de sangue ou para investigar outro tipo de doença. Há ainda casos detectados até décadas após a contaminação por causa da manifestação de complicações: cirrose em 20%; câncer de fígado em 20% dos casos com cirrose.

É uma evolução silenciosa e constante. Por isso, as campanhas são muito importantes para alertar sobre os riscos. Com elas, as pessoas adquirem conhecimento e, quando for o caso, podem buscar tratamentos adequados.

Como o vírus se comporta?

O HCV é encontrado no sangue e transmitido essencialmente pelo contato com sangue contaminado.

Vírus é um micro-organismo infeccioso, geralmente constituído por uma molécula de ácido nucleico, revestida de proteínas. Não tem metabolismo independente e consegue reproduzir-se apenas no interior das células vivas do organismo hospedeiro. É um agente infeccioso causador de muitas doenças contagiosas.

A hepatite C é causada por um vírus tipo RNA: as informações genéticas são codificadas em RNA, no hospedeiro, que precisa ser *traduzido* em DNA para produzir novos vírus.

O HCV reproduz-se no fígado, essencialmente, e é muito diferente dos vírus que causam as hepatites A e B, que são as mais comuns. É membro da família *Flaviviridae*, a mesma dos vírus da dengue e da febre amarela.

Como já dito, há vários genótipos (variações) desse vírus, sendo seis os mais importantes (1 a 6). Os genótipos são subdivididos em mais de cinquenta subtipos (1a, 1b, 2a etc.) e o RNA de cada um deles chega a apresentar de 30% a 50% de diferença em relação aos outros.

Essa divisão é importante porque cada subtipo tem características próprias de agressividade e resposta ao tratamento. Os genótipos 1 e 4 têm maior resistência ao tratamento com interferon do que os 2 e 3. Tantas variações podem *enganar* o sistema imunológico e dificultar a produção de vacinas, entre outras complicações.

O HCV é destruído pelo sistema imunológico do portador. No entanto, na maioria dos casos, o sistema imune é incapaz de eliminar o vírus. Isso só ocorre em, aproximadamente, 20% dos pacientes que se curam.

Nos outros 80%, a doença torna-se crônica. Entre os portadores crônicos, que tem progressão estável da doença, 20% desenvolvem cirrose hepática e 85% câncer no fígado.

A ação do vírus no organismo é determinada pela progressão da doença e, como cada organismo tem suas variáveis, assim como cada tipo de vírus tem suas particularidades, não se sabe ao certo como transcorrerá o desfecho clínico ou a evolução da doença em cada pessoa.

Sendo a doença é muito recente, os estudos e acompanhamentos de casos – que tendem a aumentar – podem modificar os percentuais atuais.

Representação gráfica do vírus da hepatite C

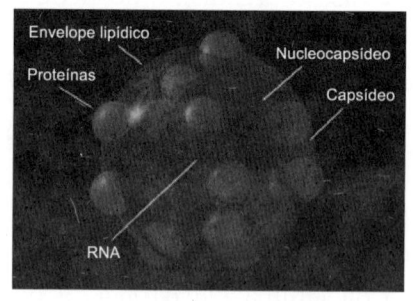

A condição de cirrose hepática

As condições crônicas podem levar à cirrose hepática, que é o resultado das múltiplas cicatrizações causadas pelas inflamações persistentes no fígado e que se caracteriza pela ocorrência de necrose (destruição das células), fibroses (cicatrizes) e nódulos de regeneração (uma tentativa do fígado de substituir as células perdidas).

A *fibrose* varia de leve (F1 e F2) a avançada (F3 e F4). Seus graus são representados pela letra F (de fibrose), seguida de um número entre 0 e 4, que representa o grau em que ela se encontra.

O grau *F4* indica fibrose grave, estendendo-se desde os espaços-porta até a veia central do fígado, com predomínio de áreas nodulares, em relação aos lóbulos remanescentes. Causa perda das funções normais dos hepatócitos e é considerado cirrose. Assim, o grau de inflamação do fígado, entre outras variáveis, caracteriza também o estágio de cirrose, e não apenas graus de fibrose.

Em outras palavras, quando a inflamação do fígado permanece por longo tempo, de forma progressiva, acaba formando cicatrizes (fibroses), que modificam a textura e o formato do fígado, prejudicando o trabalho que, normalmente, ele faria sem dificuldades (processamento dos hormônios, das toxinas, dos nutrientes etc.). Além de alterar ou mesmo, muitas vezes, bloquear a circulação sanguínea, pode causar hipertensão portal, ascite (acúmulo de líquidos ou fluido no abdome), varizes no esôfago e, mais gravemente, encefalopatia hepática. Esses são fatores de risco para a pessoa que chegou à cirrose, que também pode apresentar dificuldades de cicatrização e coagulação, decorrentes dos níveis mais baixos de plaquetas no sangue e do fato de o fígado não fabricar quantias suficientes de fatores de coagulação.

Normalmente, quando se fala em cirrose, pensa-se em alcoolismo como causa. Essa é, porém, uma delas. Outros fatores também podem ser causadores desse quadro:

- vírus (das hepatites, por exemplo);
- excesso de medicamentos por longos períodos;
- hemocromatose (depósito de ferro no fígado);
- doença de Wilson (depósito de cobre no fígado);
- esquistossomose;
- toxinas.

A cirrose pode permanecer em estágio compensado, sem sintomas muito significativos e sem prejudicar o dia a dia da pessoa. Se, além de estar nesse estágio, houver condições orgânicas favoráveis, ela pode, no caso da hepatite C, fazer tratamento com interferon e ribavirina, com chances de o fígado se regenerar e manter suas funções por muito tempo.

Mesmo que durante o tratamento não se consiga o resultado *vírus indetectável*, ou mesmo que haja necessidade de se interrompê-lo, não se pode pensar que tudo está perdido. Se houver normalização das transaminases, já existe benefício, pois as células do fígado foram recuperadas em parte. A biópsia hepática pode confirmar essa melhora.

A fibrose não progride do mesmo modo e com a mesma velocidade nas pessoas. O tratamento geralmente traz benefícios, permitindo que se ganhe tempo para outras opções.

O cuidado com a alimentação é essencial. Ela deve ser leve, saudável, e não sobrecarregar as funções do fígado. Nem todos os pacientes cirróticos são indicados para transplante, justamente pelas condições especiais e pela diferente progressão da doença em cada um. Se ocorrer descompensação, haverá necessidade de dieta restrita e especial. Tudo, naturalmente, com o acompanhamento médico e, muitas vezes, a hospitalização para os procedimentos necessários.

A pessoa com hepatite C deve passar por exames e ser acompanhada atenta e regularmente por um médico. Se aparecerem sinais de progressão da doença, é preciso recorrer a gastroenterologista ou hepatologista. Como a hepatite C é conhecida por progredir muito lentamente, não é necessário realizar transplante até que a doença chegue a um ponto muito crítico. Os fatores para avaliação dessa possibilidade incluem a taxa de progressão da doença (presença ou não de complicações de falência hepática e exames de laboratório, como albumina, bilirrubina e tempo de protrombina).

A transmissão do vírus

Pelo que tenho visto, lido e conversado com as pessoas, há grande desconhecimento sobre as formas de contaminação da hepatite C. Quando tomam conhecimento da doença, dos riscos e do perigo, os portadores ficam ansiosos para saber como foram contaminados. E mesmo as pessoas que estão apenas se informando demonstram confusão em relação a outros tipos de doenças, como Aids e hepatite A ou B. O aumento das campanhas de conscientização poderá trazer resultados positivos, como mais diagnósticos e maior controle da doença.

A hepatite C viral é transmitida por via sanguínea (contato de sangue com sangue), não havendo evidências seguras de sua transmissão pela saliva ou pelo sêmen. Raramente ocorre contágio sexual, sendo baixo o risco de contaminação em parceiros de portadores do vírus. Ela somente acontece pelo contato com sangue contaminado, sendo necessário que este penetre na corrente sanguínea da outra pessoa. Quando isso acontece, o vírus vai para as células hepáticas, os hepatócitos, onde se reproduz. Como o organismo o reconhece como um corpo estranho, o sistema imunológico é ativado e ataca as células do fígado, causando inflamação.

Na hepatite B, a contaminação acontece de modo um pouco diferente. O vírus é transmitido pelo sangue, mas ela é também uma doença sexualmente transmissível (DST), ou seja, há contágio por meio de fluidos (esperma, saliva etc.).

Os riscos para a transmissão do vírus da hepatite C

Para evitar a transmissão da doença é de extrema importância adotar práticas seguras para controle de infecção ao se realizar procedimentos com profissionais da saúde em geral, profissionais de higiene e beleza etc.. Assim, por exemplo, devem ser adotados cuidados especiais em situações como:

- agulhas e seringas não descartáveis ou compartilhadas por usuários de drogas injetáveis;
- transfusão de sangue (antes de 1992);
- transplantes de órgãos (particularmente antes de 1992; atualmente, o controle do banco de órgãos é rigoroso);
- hemodiálise;
- exposição a material cortante ou perfurante de uso coletivo, sem esterilização adequada (agulhas e perfuradores utilizados para tatuagens, *piercings* etc.; alicates, giletes ou navalhas utilizados por manicures, pedicures e barbeiros);
- instrumentos cirúrgicos mal esterilizados;

- procedimentos odontológicos;
- uso comum de material pessoal (barbeadores, escovas dentais etc.);
- recém-nascidos de mães portadoras do vírus (a transmissão ocorre em até 5% dos casos de mães infectadas, dependendo, principalmente, da quantidade de vírus circulante no momento do parto; o aleitamento materno é seguro, desde que não haja ferimento com secreção sanguínea no mamilo).

Para crianças nascidas de mães positivas, a recomendação é que o teste de detecção seja realizado quando a criança completar 18 meses. Antes disso, será muito provável obter-se um resultado positivo, que pode, porém, se tratar de um falso-positivo, já que os anticorpos da mãe ainda estão presentes no sangue da criança. Em alguns casos, as crianças eliminam o vírus do organismo espontaneamente.

Contatos sexuais com portador do vírus, em que ocorrem lesões ou em que um dos parceiros esteja ferido nos órgãos genitais, e contato com múltiplos parceiros, sem o uso de preservativo, são condições de risco, pois são situações nas quais pode haver sangramentos.

A transmissão sexual é muito debatida. Consta que a hepatite C é menos transmitida sexualmente do que a hepatite B. Em parceiros fixos de pessoas contaminadas, a prevalência de infecção é de 0,4% a 3% apenas, e em muitos desses casos, podem ser encontrados outros fatores de risco como causa da infecção. Atualmente, não há dados que indiquem necessidade de uso de preservativo em parceiros estáveis pelo risco de hepatite – mas esse também é um meio de prevenção de DST.

Naturalmente, como apresenta modos de transmissão semelhantes, os portadores de hepatite C têm também maior risco de outras doenças, particularmente a hepatite B, a Aids e outras DST, devendo realizar exames de sangue para diagnóstico e tomar os cuidados necessários.

A hepatite C viral não é de fácil contágio. Ele pode ocorrer apenas nos casos acima relacionados. Portanto, *não é transmitida por abraços, beijos, contato casual, alimentação, espirros, tosse, compartilhamento de utensílios domésticos* (garfos, facas, pratos, copos) etc.

A prevenção das hepatites está baseada em: evitar locais, atitudes e procedimentos de risco; ter cuidados higiênico-dietéticos e sexuais e tomar vacinas.

As vacinas existentes no mercado possuem poucos efeitos colaterais significativos e os pacientes devem ser vacinados somente com aconselhamento médico.

Para a hepatite C não existe vacinação, por isso, todo o cuidado é necessário para evitar a contaminação. Nos casos das hepatites A e B, a vacina deve ser aplicada bem cedo, ou seja, ainda na infância. Os postos de saúde estendem a aplicação para jovens com até dezenove anos.

Campanhas explicativas sobre as reais fontes de contaminação, vigilância dos bancos de sangue e doadores e modificação dos hábitos que podem levar à aquisição da doença, são ações de extrema importância e que devem ser intensificadas.

Exames necessários e com várias finalidades

Logo que ficamos sabendo que somos portadores do HCV, os médicos nos encaminham para vários tipos de exames, mais específicos, para orientar suas ações, a monitoração das nossas condições e também o tratamento, quando for o caso.

O primeiro passo é detectar a existência do vírus. O exame de detecção é simples e acessível, encontra-se disponível na rede pública de saúde e, principalmente, nos chamados Centros de Testagem e Aconselhamento (CTA), locais em que, rotineiramente, faz-se exames de detecção das hepatites B e C e de HIV/Aids.

Os exames têm finalidades diferentes. Existem aqueles que confirmam o diagnóstico, os que definem a necessidade e o tipo de tratamento e ainda os exames de avaliação da lesão do fígado e da extensão do comprometimento da doença.

Durante o tratamento, a cada visita ao consultório, o médico deverá fazer exames físicos para verificação de sinais de dores ou sensibilidade que possam indicar inflamação, especialmente na região do fígado e do baço, assim como observar a pele, que pode apresentar alterações. Outros exames serão feitos em laboratório ou, no caso da biópsia hepática, em hospitais. Esta, aliás, é o mais importante deles. Realizada antes do tratamento, a biópsia mostra as condições do interior do fígado, veias, circulação sanguínea, funcionamento hepático, lesões, cicatrizações (fibroses) e grau de inflamação.

Os exames são vários, mas os mais importantes são:

• ***Sorologia para anti-HCV:*** detecta os anticorpos do vírus, indicando que o organismo teve contato com a doença. É realizado pela rede pública, laboratórios particulares e convênios.

• ***PCR qualitativo:*** detecta o RNA do vírus no sangue, servindo como confirmação sorológica da presença (resultado positivo) ou não (resultado negativo) do vírus no organismo ou no sangue, ou seja, verifica se há hepatite C ativa ou se o organismo já erradicou o vírus. É mais seguro e mais sensível e acompanha a evolução do tratamento.

• ***PCR quantitativo:*** avalia a atividade e a cronicidade do vírus (carga viral da doença ou quantidade de vírus). É útil para monitorar o processo do tratamento, saber se o paciente está respondendo a ele, se será necessário interrompê-lo ou não. Deve ser realizado antes do início do tratamento e, se necessário, mais uma ou duas vezes durante o tratamento, de acordo com os resultados apresentados. A carga viral é considerada baixa até 2 milhões; média de 2 a 5 milhões; e alta acima deste valor. A negativação deve ser sustentada após o término do tratamento.

• ***Genotipagem:*** serve para determinar o genótipo do vírus da hepatite, já que existem vários tipos e subtipos, com respostas diferentes ao tratamento. O genótipo determina a duração do tratamento, geralmente de 24 ou de 48 semanas.

Os genótipos estão classificados como 1a, 1b, 1c; 2a, 2b, 2c; 3a, 3b; 4a, 4b, 4c, 4d, 4e; 5a; 6a; 7a, 7b; 8a, 8b; 9a; 10a; 11a. Essa classificação indica diferentes famílias do mesmo vírus, com algumas variações entre si.

O genótipo 1 é conhecido como o mais resistente, exigindo um tratamento de, no mínimo, 48 semanas, com a combinação de interferon e ribavirina.

• *Biópsia hepática (retirada de um pedaço minúsculo do tecido do fígado para exame):* talvez seja o exame mais importante de todos. Como os danos hepáticos podem ocorrer, mesmo sem a pessoa ter nenhum sintoma, é a biópsia que mostra o estado real do fígado ou do dano hepático (morte das células, inflamação, inchaço e cirrose). Além de dar informações sobre o estado do fígado, ela pode indicar uma possível evolução da doença e, também, orientar a administração dos medicamentos.

Há pessoas que, por critério médico e pela situação da doença em seu organismo, optam por esperar para iniciar o tratamento. Para outras pessoas, que apresentam lesões maiores ou cirrose, a espera pode agravar o estado de saúde. Caso estas últimas tenham condições de realizar o tratamento, ele é uma opção, uma chance de alcançar o resultado desejado.

De qualquer forma, pode-se esperar pelo desenvolvimento de novos medicamentos, menos agressivos, com menos efeitos colaterais. A cada dia, tomamos conhecimento de esforços e tentativas. Já que tudo é muito novo e ainda em estudos, não se espera que esses medicamentos estejam no mercado imediatamente, mas as pesquisas estão em andamento e muitas já em fases finais.

Explicando alguns exames necessários durante o tratamento

O conjunto dos exames é importante para o médico avaliar todo o quadro do paciente e tomar as providências necessárias. O paciente deve sempre procurar estar a par dos resultados de seus exames, questionar, esclarecer dúvidas, para que possa acompanhar o processo do tratamento.

O *hemograma completo* é o exame de sangue em que os valores demonstrados para células brancas (leucócitos) e vermelhas (hemoglobinas) permitem constatar anemias ou infecções. Geralmente, com o hemograma completo é feita a *contagem de plaquetas*.

As plaquetas são elementos do sangue que controlam as hemorragias, num processo de que participam os fatores de coagulação produzidos no fígado. Em algumas pessoas com doenças hepáticas, por exemplo, o fluxo de sangue pelo fígado pode ser dificultado, as plaquetas isolam-se no baço, que aumenta de tamanho, e o número de plaquetas no sangue torna-se baixo.

Durante o tratamento com interferon, especialmente o peguilado, a quantidade de plaquetas pode diminuir. Sua contagem pode se apresentar diminuída também em casos de outras doenças, além das hepáticas.

Há também os testes ou exames para *avaliação das taxas de transaminases* (ALT e AST).

A ALT ou TGP (alanina aminotransferase, na sigla em inglês, ou transaminase glutâmico-pirúvica) é uma enzima que fica dentro das células do fígado, em especial. Se houver maiores problemas, elas se multiplicam e caem na corrente sanguínea, o que é um sinal de alerta e atenção. Essas enzimas são um bom indicador do estado do fígado e seus níveis são medidos para monitorar possíveis danos ao órgão.

Alguns medicamentos ou mesmo algumas doenças (como a esteatose hepática ou "fígado gorduroso", a obesidade e o diabetes) podem causar elevação moderada nos níveis dessas enzimas. Por isso, esses exames sempre devem estar associados a outros, para um resultado mais seguro do quadro clínico geral e da situação específica do paciente.

A AST ou TGO (aspartato aminotransferase, na sigla em inglês, ou transaminase glutâmico-oxalacética) é uma enzima produzida também no fígado e encontrada em vários tecidos, como no coração, nos músculos, nos rins e no cérebro. Quando alguns desses tecidos estão com problemas, elas são liberadas no sangue e seus níveis podem aumentar. Assim, este não é um indicador somente de danos no fígado.

A GGT e a fosfatase alcalina são outras enzimas que devem ser monitoradas durante o tratamento da hepatite C.

A *GGT* (gamaglutamil transferase) é produzida nos dutos da bile e, se seus níveis estiverem elevados, é possível que a pessoa tenha alguma doença nos dutos da bile. Como esse é um teste muito sensível, pode demonstrar resultados elevados em qualquer doença, ou pelo uso de drogas ou álcool.

A *fosfatase alcalina* está presente, predominantemente, no fígado. É também produzida nos dutos da bile, no intestino, nos rins, na placenta e nos ossos. Uma elevação em seus índices sugere doenças nos dutos da bile ou na estrutura óssea.

A *bilirrubina* é o produto da destruição das células vermelhas (hemoglobinas) no sangue. É produzida no fígado e tem cor amarelada. Se seu nível estiver alto, é sinal de que está havendo destruição das células vermelhas. Na fase aguda das hepatites, os níveis de bilirrubinas costumam elevar-se; depois, passam a valores normais; voltam a aumentar novamente, quando há instalação da cirrose no fígado.

A *albumina* é a principal proteína da circulação sanguínea e também é produzida pelo fígado. Baixas concentrações de albumina indicam que a função do fígado está deficiente. Nas doenças hepáticas crônicas, ela pode mostrar-se normal, porém, um dano hepático maior ou a instalação de cirrose pode mostrar níveis baixos de concentração da albumina. Em casos de desnutrição, doenças renais e outras condições mais raras, ela também pode apresentar níveis baixos.

O *tempo de protrombina* (TAP) é um teste sanguíneo realizado em laboratório, para verificar o tempo de coagulação sanguínea, função muito importante. Em casos de hepatite C ou na fase aguda de um dano hepático, a síntese dos fatores de coagulação diminui. Assim, o tempo de protrombina aparece elevado se houver danos ao fígado. Na fase crônica da doença, em geral, seu valor não é elevado. Se houver cirrose, sim. O dano hepático mostra-se, então, significativo. O tempo de protrombina pode voltar ao normal com a recuperação do paciente. Outro caso em que ele pode estar elevado é o de deficiência de vitamina K.

O médico pode também solicitar o exame de *alfafetoproteína*, um marcador de câncer hepático, assim como exames de imagens, como ultrassonografia ou endoscopia, caso haja necessidade e para um melhor acompanhamento do processo.

Indicação ao tratamento

Meus exames indicaram, conforme evidências e parecer médico, que haveria necessidade de passar pelo tratamento. A biópsia revelava atividade inflamatória grau 2, fibrose grau F3, além de outros aspectos referentes às condições do fígado, que indicavam a necessidade de tratamento com medicação adequada.

A indicação ao tratamento baseia-se no grau de comprometimento hepático e no estágio da doença, informações obtidas pelo médico após a análise de todos os exames e um exaustivo estudo clínico do paciente.

A biópsia é um exame importante, talvez o principal, e serve como base para se decidir ou não pelo tratamento, assim como para o prognóstico de resposta. Estudos mostram que se a biópsia mostra pouca ou nenhuma fibrose, a evolução da doença pode ser lenta e o paciente pode ser acompanhado sem necessidade de tratamento imediato. Em geral, se a pessoa apresentar aumento significativo das transaminases (ALT ou TGP) por mais de seis meses, a biópsia indicar grau de fibrose F2 ou maior (escala Metavir) e houver algum dano hepático já instalado, é indicado o tratamento com interferon e ribavirina.

O tratamento é recomendado, caso não haja quadro de contraindicação, como: anemia, leucopenia, plaquetopenia, cirrose descompensada, problema cardiovascular, problema endocrinológico (por exemplo, diabetes descompensado), doenças autoimunes, doenças neuropsiquiátricas graves e gestação.

Objetivo do tratamento

O propósito do tratamento é conseguir a cura, a eliminação do vírus e, com isso, evitar o aumento dos danos hepáticos. É importante entender que por meio dele se pode conseguir melhora nas condições hepáticas. Estudos demonstram que, após o tratamento, há melhora significativa do fígado e suas funções, havendo ou não negativação do vírus. Assim, os objetivos do tratamento são: prevenir que a hepatite crônica evolua para cirrose hepática e câncer de fígado; e alcançar negativação viral (ou carga viral indetectável) e normalização das funções hepáticas.

Durante o tratamento, se após a 24ª semana do uso do interferon convencional, ou a 12ª do interferon peguilado, houver resultado *vírus indetectável* ou se a carga viral diminuir em pelo menos 2 log (mais ou menos cem vezes abaixo do valor inicial), é aconselhável a suspensão do tratamento, devendo-se acessar outros recursos.

Quando o vírus não é negativado, faz-se o controle das enzimas e funções do fígado por meio de exames, o que permite evitar um progresso do dano hepático.

Caso os exames de PCR sejam negativos durante o tratamento e permaneçam assim após seis meses de seu término, pode-se dizer que há resposta virológica sustentada (RVS) e, possivelmente, uma *cura*.

Genótipos

A determinação do genótipo do vírus é desnecessária para o diagnóstico da infecção, mas é extremamente importante nas decisões quanto ao tratamento. Para os genótipos 2 e 3, as doses de medicações e o tempo de tratamento são menores (24 semanas) do que os recomendados para o genótipo 1 ou 4 (48 semanas).

Os melhores resultados do tratamento são alcançados pelos pacientes com doença que podem ser consideradas "mais benignas":

- baixa carga viral;
- ausência de fibrose ou cirrose no início do tratamento;
- genótipos 2 ou 3.

Cada genótipo apresenta uma resposta diferente ao tratamento. Além de requerer somente 24 semanas de tratamento, entre os pacientes infectados com os genótipos 2 ou 3, 80% têm chances de cura.

Aqueles que não conseguem negativar o vírus ou alcançar uma carga viral cem vezes abaixo do valor inicial (UI/ml) na 12ª semana de tratamento dificilmente conseguem resposta virológica sustentada ao final do tratamento. A decisão sobre a interrupção do tratamento nesses casos deve ser tomada em consenso com o médico. As pessoas que respondem mais rapidamente aos medicamentos – o que pode ser verificado por PCR qualitativo na quarta semana de tratamento – têm maior possibilidade de sustentar a resposta.

Para pacientes com o genótipo 3, carga viral alta e fibrose avançada, pode-se prolongar o tratamento por 48 semanas.

O genótipo do vírus que contraí é *tipo 1, subtipo b*.

O genótipo 1 é considerado o mais resistente ao tratamento, apresentando índice de cura (ou resposta virológica sustentada) em, aproximadamente, 50% dos casos. São necessárias 48 semanas de tratamento, com interferon peguilado e dosagem de ribavirina entre 1.000 e 1.200 mg/dia, de acordo com o peso (no meu caso, 1.000 mg/dia).

O tratamento da pessoa com vírus de genótipo 1 pode ser interrompido se não houver resposta na 12ª semana, com o interferon peguilado, ou na 22ª semana, com o interferon convencional, pois dificilmente ela obterá boa resposta ao final das 48 semanas de tratamento. A resposta esperada é a carga viral indetectável ao exame de PCR.

Iniciei meu tratamento em 26 de novembro de 2004.

Em janeiro de 2005, fiz meu primeiro exame de PCR (com três meses de tratamento), que teve resultado *indetectável*. Bom prognóstico para continuar o tratamento.

No término do tratamento, após as 48 semanas, fiz outro PCR e o resultado continuou negativo. Já fiz outros PCR seis meses e um ano após o término do tratamento, e continua negativo.

A alegria é muito grande, tanto dos médicos, como da família, dos amigos e a minha. Espero ter encontrado a cura. Desejo para meus companheiros de luta esse mesmo resultado!

Tratamento farmacológico (medicação)

Antes de iniciar o tratamento, devem-se procurar informações sobre todos os benefícios que ele pode trazer e os riscos (efeitos colaterais) que, sabemos, não são fáceis para nós. O médico pode nos dar algumas orientações sobre isso e deve estar sempre informado (e nos informar) sobre nossas condições físicas, mentais e emocionais.

O tratamento da hepatite C viral pode ser feito com os medicamentos denominados interferons (convencionais e peguilados). Atualmente, o método de tratamento alternativo recomendado pelos Institutos Nacionais de Saúde dos Estados Unidos (NIH, na sigla em inglês) é o uso combinado do interferon peguilado alfa e da droga antiviral ribavirina.

Os interferons alfa são usados de forma isolada (monoterapia) ou em combinação com agentes antivirais (terapia combinada), alcançando melhor resultado esta última. Em alguns casos, quando o uso da ribavirina traz sérios riscos (problemas cardíacos, problemas de pele, anemia), faz-se necessário o tratamento monoterápico com interferon, mas os resultados são inferiores aos que seriam alcançados pela combinação do interferon com a ribavirina, inclusive nas situações de recidivas.

Interferon

O interferon é produzido pelas células do organismo para defendê-lo dos vírus. Ele modifica a resposta do sistema imunológico para ajudá-lo a combater infecções e doenças graves. De sua ação nas células resulta a produção de certas proteínas que melhoram as defesas do organismo. O interferon provoca um estímulo no sistema imunológico, que passa a agir contra o HCV, obtendo assim uma resposta natural.

Interferon convencional

O tratamento pode ser realizado com o interferon convencional (interferon alfa recombinante), em três aplicações semanais de injeção sob a pele (subcutânea).

Ele permanece no corpo apenas um dia e os efeitos colaterais relacionados ao seu uso geralmente são: fadiga, sintomas gripais, cefaleia, insônia, depressão, disfunção da tireoide, redução de glóbulos sanguíneos, entre outros. A intensidade desses sintomas é diferente em cada paciente.

Esse medicamento é mais indicado para pessoas com vírus de genótipos 2 e 3.

Interferon peguilado

Essa é uma nova forma de interferon, produzida pela união de uma molécula do próprio interferon a uma substância sintética, o polietilenoglicol (PEG).

O PEG envolve a molécula do interferon, fazendo que o organismo não o reconheça como agente estranho e que, assim, ele aja no corpo por mais tempo. Por sua absorção ser mais lenta, ele fica em contato com o vírus e reduz sua multiplicação. Sua aplicação é feita em dose semanal única, o que melhora muito a qualidade de vida do paciente. Sua eficácia de resposta virológica é de aproximadamente 56%, o que representa um grande passo nos resultados obtidos.

Os maiores benefícios aparecem em pacientes que apresentam o genótipo 1.

Os efeitos colaterais são semelhantes aos do interferon convencional, mas a característica principal do peguilado é ocasionar baixa acentuada das plaquetas (risco de hemorragias), queda dos neutrófilos (diminuição da resistência do organismo a infecções) e redução dos leucócitos (glóbulos brancos), o que exige controle rígido e atento do médico em relação aos exames e sintomas durante o tratamento.

Em casos de grande queda dos leucócitos durante o tratamento com interferon, principalmente o peguilado, há a opção de se introduzir a droga filgrastim, cuja ação principal é estimular a formação de colônias de granulócitos e a produção e liberação dos neutrófilos da medula óssea. É aplicado em doses, de acordo com a necessidade do paciente, constituindo um recurso de auxílio à manutenção do tratamento.

Ribavirina (antiviral)

A ribavirina é uma droga antiviral que previne a multiplicação do vírus, de fundamental importância no tratamento da hepatite C. Estudos comprovam que a combinação de ribavirina com algumas formas de interferon alfa ajuda a reduzir a carga viral.

Muitos pacientes respondem bem ao uso da ribavirina em monoterapia (sem associação com interferon), quando isso é necessário, apresentando baixa nos níveis das transaminases. Mas esse uso isolado da ribavirina não leva à negativação do vírus circulante no sangue.

Não pode ser usada por mulheres grávidas (é conhecida por causar graves defeitos de nascimento) e homens cujas parceiras estejam grávidas. Além disso, é causa de significativa redução das células sanguíneas e anemias acentuadas, sendo contraindicada para pacientes cardíacos, com possível interrupção do tratamento.

Há pacientes que, ao usarem a ribavirina para tratamento da hepatite C, apresentam anemia; nesses casos, pode-se cogitar a suspensão do medicamento, mas há, ainda, as opções de diminuir a dosagem (o que pode comprometer os resultados) ou fazer uso concomitante da droga eritropoetina, que tem por objetivo estimular as células vermelhas e auxiliar na qualidade do tratamento.

Medicação usada no meu tratamento da hepatite C viral

Para o meu tratamento, foi usado o Pegasys (interferon peguilado alfa-2a, 180 µg em ampola de 1 ml), associado a quatro comprimidos de Ribaviron (ribavirina) ao dia.

No meio do tratamento, por causa de leucopenia grave, optou-se pelo uso concomitante de Leucin (filgrastim) para verificar se haveria resposta melhor. A frequência foi uma vez por semana, mudando depois para duas vezes por semana. Felizmente, houve a alternativa da diminuição da dosagem inicial do interferon.

Com essas estratégias e com os exames de PCR apresentando negativação, foi possível continuar o tratamento por todas as 48 semanas.

INÍCIO DO TRATAMENTO

> Existe somente uma idade para a gente ser feliz, somente uma época na vida de cada pessoa em que é possível sonhar e fazer planos e ter energia bastante para realizá-los, a despeito de todas as dificuldades e obstáculos.
>
> Uma só idade para a gente se encantar com a vida e viver apaixonadamente e desfrutar tudo com toda intensidade, sem medo nem culpa de sentir prazer.
>
> Fase dourada em que a gente pode criar e recriar a vida a nossa própria imagem e semelhança, vestir-se com todas as cores, experimentar todos os sabores e entregar-se a todos os amores sem preconceito nem pudor.
>
> Tempo de entusiasmo e coragem, em que todo o desafio é mais um convite à luta que a gente enfrenta com toda disposição de tentar algo *novo*, de *novo* e de *novo*, e quantas vezes for preciso.
>
> Essa idade tão fugaz na vida da gente chama-se *presente* e tem a duração do instante que passa.
>
> *Mario Quintana*

Pedidos encaminhados, exames anexados, após aproximadamente três meses de espera, chegou a medicação para que o tratamento fosse iniciado pelo SUS.

Por ter apresentado quadro de alteração de glicemia, eu estava sendo acompanhada por uma médica endocrinologista e fazia uso de medicação oral havia dois anos. Os cuidados foram, então, redobrados e outros exames feitos, mas estava tudo normal. E assim ficaria durante todo o tratamento, para minha surpresa, pois eu li e soube de casos em que houve alteração do quadro glicêmico e do funcionamento das tireoides, problemas pulmonares, vasculares e outros tantos mais.

Em 26 de novembro de 2004, tomei a primeira dose do Pegasys (interferon peguilado alfa-2a fabricado pela Roche). A partir de então, passei a receber uma aplicação semanal de 1 ml (180 µg) no Centro de Referência em Moléstias Infectocontagiosas. Havia sido orientada a tomar Tylenol antes da aplicação, para evitar dores de cabeça ou no corpo (efeito colateral muito comum nesse caso), assim como quatro comprimidos de ribavirina por dia, logo após alimentar-me.

A primeira reação surgiu durante a madrugada, quando tive forte crise de enurese, em que eliminei líquido seguidamente, quase sem intervalos, e minha pressão caiu. Tive de evitar os vômitos e o mal-estar estomacal com chás. Não queria acrescentar mais medicações àquelas que já estavam causando mudanças em meu organismo. Nada sabia ainda sobre os efeitos colaterais; só havia lido, ouvido o que outras pessoas diziam, mas agora saberia como agiriam em mim. O medo era grande, sentia muita insegurança e ansiedade. As temidas dores de cabeça e no corpo vieram muito sutilmente, e assim permaneceram durante todo o tratamento (de 48 semanas, pois sou portadora do genótipo 1b). Eu acredito que o tratamento homeopático que eu fazia há muito tempo tenha possibilitado que essas reações não fossem tão fortes.

Com as aplicações semanais do interferon, nos primeiros dias havia uma grande sensação de cansaço, entre outras mudanças. Depois, conforme a semana passava, os sintomas iam melhorando um pouco, iam e vinham ou se alternavam.

Para preservar o estômago (meu ponto fraco, e o que eu mais temia), conforme indicação que recebi no Centro de Referência, tomava os comprimidos de ribavirina, após o café da manhã e o jantar, sempre acompanhados de alimentos, nunca com o estômago vazio.

O efeito colateral principal e mais preocupante foi a leucopenia (neutropenia). O médico infectologista explicou que havia a opção do uso do filgrastim (Granulokine ou Leucin) como auxílio à produção de glóbulos brancos. Inicialmente, a dose seria semanal, e depois adequada de acordo com os resultados dos hemogramas, monitorados quinzenalmente.

Já no primeiro mês de tratamento, os níveis dos leucócitos (neutrófilos) caíram significativamente. No terceiro mês, após monitoração por hemograma, houve necessidade de medicação de apoio, para que pudesse continuar o tratamento: filgrastim, um estimulador das colônias de granulócitos indicado para redução da neutropenia.

O filgrastim regula a produção e a liberação dos neutrófilos funcionais da medula óssea e provoca aumento evidente nas contagens de neutrófilos no sangue periférico em 24 horas. Como efeito colateral, pode provocar dor musculoesquelética (contra a qual pode-se tomar analgésico clássico) e hipotensão transitória, entre outros.

Com essa medicação, houve uma variação na queda dos leucócitos e as plaquetas mantiveram-se em níveis positivos e seguros durante todo o tratamento, o que foi um ponto positivo.

Outro fator, o mais importante, foi um estímulo à continuidade do meu tratamento, apesar de seus fortes efeitos colaterais: o PCR feito na 12ª semana de tratamento teve como resultado "carga viral abaixo do limite detectável". A primeira vitória!

A alegria foi grande, tanto de minha parte como dos médicos e familiares, pois o resultado mostrou que meu organismo estava respondendo aos medicamentos.

Os exames de função do fígado (TGO, TGP, GGT, bilirrubinas) e outros exames complementares estavam todos normais.

Estava valendo a pena o sacrifício!

APRENDENDO A CONVIVER COM A MEDICAÇÃO E OS EFEITOS COLATERAIS

> Há muitos céus, um céu para cada um. O meu céu não é igual ao seu céu. Céu é um lugar poético onde estão guardadas as coisas que a gente ama e o tempo nos roubou. Falar céu é esperança de reencontro.
> *Rubem Alves*

Os efeitos colaterais durante o tratamento da hepatite C

Não é fácil aceitar a ideia de que muitas coisas que eu fazia antes agora se tornavam mais difíceis, por causa do cansaço, das dores musculares ou das crises de exaustão, que levam ao desânimo para sair de casa, ter longas conversas, realizar tarefas domésticas, fazer viagens de visita à família. Até para coisas que eu tanto gostava, como pintar e tocar piano, teclado, a vontade desaparecia, e só dava lugar a uma sensação de moleza e fadiga, algumas vezes acompanhadas de mal-estar (náuseas, dores de cabeça, dores nos olhos, sensação de gripe).

Toda vez que me sentia muito cansada, meu corpo pedia e eu procurava me deitar. A tendência é o isolamento, ficar quietinho, pois a medicação debilita o organismo, provoca náuseas. Em muitos momentos só queremos paz, silêncio e tranquilidade.

O humor oscilante faz que fiquemos um pouco mais antissociais, mais nervosos, com maior necessidade de compreensão, carinho e paciência. Por vezes, também faz que fiquemos retraídos e qualquer preocupação simples torna-nos instáveis, inseguros, precisando do apoio da família, de amigos, dos filhos.

Eu, particularmente, disse que estava doente, em tratamento, apenas para poucos amigos, pois queria que todos se lembrassem de mim saudável, alegre, como sempre fui. Não sei por que, mas achei que isso me traria energias positivas. E hoje eu sei que, com certeza, isso aconteceu.

Saía bem menos de casa, para não me expor a aglomerações ou riscos, já que estava com a imunidade baixa. A luta contra a constante baixa dos leucócitos me apavorava e foi acirrada, com monitoração constante por meio de hemogramas, que chegaram a ser semanais para que houvesse melhor controle da aplicação do filgrastim e verificação de seus efeitos.

Quando sabemos ser portadores do HCV e, especialmente, quando nos é indicado o tratamento, surge imediatamente aquela apreensão, aquele medo em relação aos efeitos colaterais. Seja porque ouvimos falar, seja porque lemos sobre o assunto, seja pela conversa com o médico, esse medo do desconhecido instala-se em nossa mente.

Fiquei sabendo mais sobre os efeitos colaterais pela leitura das bulas das medicações (interferon e ribavirina) que seriam usadas em meu tratamento. Tomei coragem e as li, tentando entender o que se passaria. Entrei para um grupo de apoio aos portadores de HCV na internet. Nesse grupo, encontrei depoimentos reais, isto é, de pessoas que passavam por isso e que precisavam trocar ideias e saber que havia outras na mesma situação. Além disso, pesquisei em livros, artigos, textos e páginas da internet sobre a hepatite C.

É muito importante passarmos essas informações para os familiares, amigos e colegas de trabalho, para que possam entender o que se passa conosco, compreender que precisaremos de ajuda, em muitos momentos, e ter maior visão sobre a doença e o próprio tratamento.

Creio que isso não seja facilmente encarado por todas as pessoas portadoras de HCV ou em tratamento da hepatite C, pelo fato de haver a discriminação, muitas vezes dentro da própria família! O medo de perder o trabalho, de não poder realizar planos profissionais, faz que sofram em silêncio e isso não é bom. Não podemos nos sentir sozinhos nessa situação. Precisamos de apoio e compreensão.

Esse foi um desafio que resolvi encarar e para o qual tive de me expor. Não foi uma opção fácil. Mas passei a ver que era extremamente importante a conscientização das pessoas sobre os perigos dessa doença. Eu estava passando por ela, sabia como estava sendo difícil, o sucesso do tratamento era incerto. Mas tive o apoio de familiares e amigos e, procurando falar com todos sobre a doença, participava do modo como podia.

Necessidade de informar os familiares sobre os possíveis problemas durante o tratamento

Qualquer pessoa em tratamento da hepatite C viral, entre os vários efeitos colaterais, apresenta irritação fora do comum, o que muitas vezes afeta as relações justamente com as pessoas que estão mais próximas, isto é, com os familiares, situação que pode se estender às relações com amigos e até estranhos.

A pessoa, às vezes, nem mesmo consegue perceber ou entender como acontece. A família também tem dificuldade em lidar com essa mudança brusca de comportamento, e justamente ela deverá oferecer o maior apoio, para que a pessoa possa encontrar forças para aderir totalmente ao tratamento (seguir alimentação, horários, procedimentos adequados).

O ideal é que nos grupos de pacientes haja sempre reuniões informativas para familiares, com esclarecimentos sobre o que poderá acontecer ao paciente, durante todo o processo.

É importante e necessário, também, que médicos de várias especialidades possam interagir nos cuidados ao paciente – um ideal que já está se tornando realidade em alguns centros médicos.

Como os efeitos colaterais abrangem várias áreas ou sistemas do organismo, seria muito proveitoso que psicólogos (problemas de comportamento), dermatologistas (problemas de pele), nutricionistas (orientação à alimentação), endocrinologistas (distúrbios de tireoides, diabetes e afins), oftalmologistas (problemas nos olhos) e dentistas (problemas nas gengivas, mucosas da boca e dentes) acompanhassem o paciente, trocando ideias e ações, contribuindo para o progresso e o bom resultado do tratamento.

Posso dizer que tive certa facilidade em conseguir isso, pois meu plano de saúde me permitia fazer os exames necessários regularmente, e os médicos que me acompanharam, durante todos esses anos, inteiravam-se dos resultados, trocavam ideias e medicavam conforme a necessidade do momento, sempre com conhecimento das ações uns dos outros – informados por mim ou por contatos entre eles próprios. Todos mostraram boa vontade sobre esse procedimento e eu me senti mais segura para realizar o tratamento. Creio que todos estávamos aprendendo muito com isso.

Os efeitos colaterais são muitos, variados e, naturalmente, agem de modo diferente em cada organismo. Alguns sintomas físicos são comuns a todos, como a sensação de gripe permanente, dores pelo corpo e fadiga, que podem ser tratados com paracetamol, em doses adequadas e seguras.

Podem aparecer outros sintomas, como depressão, mau humor e irritação, já referidos anteriormente. Se forem muito acentuados, o ideal é que o médico que acompanha o tratamento indique um antidepressivo, se for o caso, ou mesmo um ansiolítico, para auxiliar nesses problemas, que podem interferir no tratamento e na aceitação dele. Nem todas as pessoas, porém, sofrem todos os efeitos colaterais e algumas não sofrem nenhum.

Se houver desenvolvimento de leucopenia ou neutropenia, que aparecem, especialmente, com uso de interferon peguilado, podem ser usados medicamentos coadjuvantes, como o filgrastim ou a eritropoetina (contra anemia). Eles auxiliam na melhora dos sintomas relatados.

Também se pode recorrer à redução da dosagem dos medicamentos, o que não é o ideal, pois pode haver perda da resposta terapêutica, embora seja alternativa para que o tratamento possa prosseguir sem risco maior ao paciente.

Importante: o que é bom para mim pode não ser para você!

Temos informações de que o Brasil é um dos países com maiores consumos de remédios. Há uma tendência à automedicação ou até mesmo a seguir conselhos de leigos, deixando-se em segundo plano a orientação correta do profissional especializado. Muitas vezes, isso se deve à demora para se conseguir uma consulta, o que, porém, não justifica o risco.

O uso indiscriminado de medicamentos, sem orientação médica, pode causar sérios danos ao organismo e agravar as doenças. Analgésicos, anti-inflamatórios, antitérmicos e antibióticos podem causar reações graves. O uso descontrolado do paracetamol, por exemplo, pode causar danos ao fígado. Portanto, existe uma dosagem exata e segura à qual todos devemos dar atenção.

A mesma atenção deve ser dada à dipirona sódica (antitérmico, analgésico), muito receitada e usada, mas que pode abaixar a pressão arterial, especialmente em quem já tem predisposição para isso.

Os anti-inflamatórios podem provocar úlcera gástrica (o meu caso) e hemorragia digestiva, especialmente nas pessoas que apresentam cirrose hepática e estão mais vulneráveis. Então, todo cuidado é pouco!

Calmantes ou antidepressivos podem ser necessários como coadjuvantes ao tratamento e devem ser usados pelo tempo necessário ao bem-estar, pois podem causar dependência e posterior desconforto.

No próprio tratamento de hepatite C, são consumidos medicamentos fortes (interferon, ribavirina, filgrastim, eritropoetina e outros), que sobrecarregam o fígado e o organismo. Para atenuar um sintoma mais intenso, é preciso conhecer a causa e saber que cada organismo é especial, respondendo a seu modo aos medicamentos. Muitas vezes, não há necessidade de remédio, mas sim de uma mudança de hábitos de alimentação, de sono e de descanso.

Portanto, há sempre a necessidade de procurar, pessoalmente ou por telefone, o médico ou profissional que faz o acompanhamento do tratamento, pois é ele quem sabe as condições físicas e emocionais do paciente.

Efeitos colaterais do meu tratamento

Estes foram alguns efeitos colaterais que mais apareceram durante meu tratamento com o interferon e ribavirina e que foram se modificando com o tempo:

• ***Sensação de gripe, dores pelo corpo e fadiga.*** Mais acentuadas no início do tratamento, foram ficando mais leves no decorrer do tempo. Como não havia febre, foi dispensado o uso do paracetamol, que passou a ser usado ocasionalmente.

• ***Sensação de secura na boca, nos olhos e na mucosa do nariz.*** A desidratação ocasiona diminuição dos fluidos lubrificantes (lágrimas, saliva, fluidos vaginais), causando esses sintomas, que incomodavam bastante e foram aliviados com colírio e outros produtos adequados, usados várias vezes ao dia e à noite. Também fazia exercícios de ativação das glândulas salivares, a pedido do dentista. Esse procedimento, que eu nem conhecia, foi muito útil! Após o término do tratamento, as sensações foram voltando ao normal.

• ***Ressecamento da pele e coceira no nariz e nas costas, especialmente, e por todo o corpo, ocasionalmente.*** Atenuados com uso de hidratante para pele extrasseca ou de composto de calêndula, que é cicatrizante. Tomava o cuidado de não tomar banhos muito quentes, para aliviar o problema da pele ressecada.

• ***Humor instável e depressão.*** Havia dias em que queria ficar quieta, conversar pouco, não sair ou fazer muitas atividades. Parece que a irritação estava à flor da pele, qualquer coisa abalava o humor. Em outros dias, uma tristeza aparecia e se instalava. Uma vontade de chorar vinha do nada e parecia que eu não tinha objetivos para o futuro; que aquilo tudo não iria passar nunca. Tive de ter muita força de vontade para não deixar que isso tomasse conta de mim, e recebi muita ajuda também. Fiz uso de homeopatia e acupuntura para que esses sintomas melhorassem. E, felizmente, melhoraram, tornando as coisas suportáveis. Expliquei direitinho em casa o que estava acontecendo, pois esses sintomas apareciam do nada e, se não houvesse esse entendimento, quando menos se esperasse eles pegariam a todos de surpresa.

• ***Náuseas e sensação de ter perdido o paladar.*** O gosto dos alimentos era modificado, estranho, e tudo isso dificultava a alimentação. Diante disso, eu procurava comer e beber o que gostava, coisas leves, muita água, sucos, frutas, gelatinas, picolés de frutas, enfim, alimentos frios melhoravam a sensação. Tomava os comprimidos de ribavirina, que fazem parte do tratamento, sempre às refeições, para que não houvesse danos maiores ao sistema gastrointestinal.

• ***Perda e modificação da estrutura dos cabelos.*** Efeito temporário que foi melhorando no final do tratamento e com o auxílio de produtos naturais.

• ***Muita dificuldade para dormir.*** À noite o sono era interrompido e leve. Tomei medicação coadjuvante, indicada pelo médico, pois o cansaço por não dormir poderia se acumular e piorar meu estado de saúde.

• ***Leucopenia (neutropenia).*** Esse efeito colateral se manifestava de forma significativa em todos os hemogramas que eu fazia (quase semanalmente), quase a ponto de o tratamento precisar ser interrompido. Deixavam-me profundamente cansada, sem energias para nada, além de haver o risco de alguma infecção. Tomava muito cuidado.

Meus leucócitos (glóbulos brancos de defesa do sistema imunológico) caíram muito, havendo necessidade do uso do medicamento Leucin (filgrastim), para que eu melhorasse e pudesse continuar o tratamento, pois o resultado de meu exame de PCR na 12ª semana de tratamento foi *indetectável*, mostrando que o tratamento estava tendo sucesso. O Leucin possui um fator regulador das colônias de leucócitos e neutrófilos da medula óssea.

Os neutrófilos representam até mais de 70% dos leucócitos, sendo o principal sistema de defesa celular do organismo contra bactérias e fungos. Eles também auxiliam na cicatrização de feridas. Uma diminuição do número de leucócitos, em geral, significa redução da quantidade total de neutrófilos. Quando a contagem de neutrófilos cai abaixo de 1.000 células/ml, o risco de infecção aumenta relativamente; quando cai abaixo de 500 células/ml, o risco de infecção aumenta significativamente. Sem a defesa fundamental dos neutrófilos, uma pessoa pode morrer por causa de uma infecção.

Assim, com esse quadro, mas feliz com o resultado *indetectável*, eu procurava me cuidar bem, não ficando em aglomerações ou lugares fechados, saindo pouco de casa, enfim, tentando não facilitar o aparecimento de uma infecção.

ATUALIDADES DO TRATAMENTO DA HEPATITE C VIRAL

Refletindo...

Hoje... eu tenho cinco, cinquenta, quinhentos anos.

Tenho cinco anos ao relembrar,
Devanear, desejar, brincar,
Ir desfrutando, quase sem pensar,
De um mundo sem danos...

Tenho cinquenta e tantos
anos de vivência:
Sonhos, aspirações, realizações,
Frustrações, decepções, acontecimentos
Que se converteram em experiência...

Tenho quinhentos anos no momento
Em que avalio as perdas,
Em que sofro, choro, lamento,
Sem poder sufocar o sentimento.

Porém, ao ciclo da vida
pertencemos – e ele é perfeito.
Uma vida se vai, outra surge
no mesmo momento...

> É preciso viver, entender,
> ser aceito nesse ciclo
> feito de fé, razão e sentimento.
> *Eli Angela*

Tudo são maneiras de ver

Onde você vê um obstáculo, alguém vê
o término da viagem e o outro vê uma chance de crescer.
Onde você vê um motivo pra se irritar,
alguém vê a tragédia total e o
outro vê uma prova para sua paciência.
Onde você vê a morte, alguém vê o fim e o outro vê
o começo de uma nova etapa.
Onde você vê a fortuna, alguém vê a riqueza material
e o outro pode encontrar por trás de tudo, a dor e a miséria total.
Onde você vê a teimosia, alguém vê a ignorância,
um outro compreende as limitações do companheiro,
percebendo que cada qual caminha em seu próprio passo
e que é inútil querer apressar o passo do outro,
a não ser que ele deseje isso.
Cada qual vê o que quer, pode ou consegue enxergar.
Porque eu sou do tamanho do que vejo
E não do tamanho da minha altura.
Fernando Pessoa

Pelo que vimos acompanhando, o tratamento da hepatite C crônica vem alcançando melhores resultados com o passar do tempo. Atualmente, muitas medicações estão sendo pesquisadas, para que possam ser lançadas no mercado. Em diferentes fases de pesquisa, os novos medicamentos procuram chegar a menor tempo de tratamento e maior porcentagem de resposta virológica sustentada (RVS), ou seja, a não detecção do HCV nas 24 semanas após a interrupção do tratamento. São novas esperanças.

No caso de paciente com carga viral detectável com indicação de tratamento – combinação de interferon convencional ou peguilado com ribavirina, por prazos que variam de 6 a 12 meses (24 a 48 semanas) –, deve-se levar em conta seu estado geral, mais do que sua idade cronológica, para que se possa pensar em tratamento.

Em termos de legislação, segundo a Portaria nº 34, de 28 de setembro de 2007 (Dispõe sobre Protocolo Clínico e Diretrizes Terapêuticas para Hepatite Viral C), do Ministério da Saúde, o paciente com inflamação moderada ou grave e com fibrose de grau F2 ou maior deve ser tratado.

Mas será que o tratamento de paciente em fase inicial da doença não seria mais apropriado, não se conseguiriam melhores resultados, já que, possivelmente, os danos hepáticos ainda não seriam extensos?

Em pacientes em que as transaminases (as enzimas hepáticas) mantêm-se normais e os exames, em boas condições, a doença pode estar se manifestando de forma leve, sem grandes danos, e o tratamento não seria necessário, apenas um acompanhamento periódico (a cada quatro meses, por exemplo) seria adequado.

A indicação do procedimento da biópsia (técnica de diagnóstico) é muito importante, pois por meio dela é que se sabe o grau da necrose e da inflamação e o estágio e a progressão da fibrose – o que pode dar uma ideia da evolução da doença e da duração do tratamento para cada caso.

Hoje, existe a tendência de encaminhar o paciente para tratamento se ele apresentar enzimas anormais por mais de seis meses, após o resultado da biópsia hepática. Porém, somente a biópsia pode mostrar com segurança as condições reais do fígado.

Enfim, a decisão sobre o tratamento depende de vários fatores, como idade do paciente, gravidade ou não de seu estado geral, risco de cirrose hepática, probabilidade de resposta ao tratamento e outras condições que levem à contraindicação do uso do interferon ou da ribavirina.

Algumas pessoas adquirem o vírus, mas não apresentam manifestações clínicas. Após a descoberta da doença, poucos conseguem a eliminação do vírus, a grande maioria dos contaminados continua com o vírus no organismo.

Hábitos saudáveis ajudam na redução do avanço da doença

Pensei muito sobre isso, pois tinha visto os benefícios de uma reeducação alimentar, diante do meu quadro de resistência à insulina. Muita coisa mudou para melhor. Meu médico não impôs grandes restrições de alimentos. Porém, fui a uma nutricionista que preparou uma dieta pessoal. Alguns amigos chegam a pedir que eu indique a dieta a eles, mas acho que não seria adequado, pois do que eu gosto pode ser que você não goste, ou pode não lhe fazer bem. Seria um bom investimento em sua saúde ir a um nutricionista durante o tratamento. Mas estou consciente de que nem todas as pessoas têm acesso a esse benefício e, se posso ajudar de alguma maneira, eu o faço.

A nutrição e o fígado estão diretamente relacionados

Tudo o que comemos, respiramos e absorvemos, inclusive pela nossa pele, deve ser filtrado e desintoxicado pelo fígado. Assim, devemos nos conscientizar da necessidade de adoção de estilo de vida e hábitos saudáveis, que muito podem ajudar na redução do avanço da doença e de suas complicações.

O consumo de álcool foi abolido da minha vida e procurei ser mais cuidadosa com alimentação e medicações – mesmo com chás que pudessem exigir algo mais do fígado, já sacrificado pela doença. Procurei aumentar o consumo de água, que, no meu caso, era mínimo. Foi uma boa opção (apesar de forçada), pois agora é parte importante do meu dia a dia.

Como o fígado metaboliza e filtra tudo, é melhor não sobrecarregá-lo, especialmente se já estiver com outra carga: o "coquetel" ribavirina + interferon – é dose para ele!

Então, o melhor é partir para uma alimentação que o ajude a metabolizar tudo corretamente, que possa melhorar a circulação venosa hepática (isso é importante, pois ela é prejudicada pela fibrose), a produção de bile (que elimina as toxinas) e o sistema imunológico.

É bom evitar gorduras (carnes gordas), alimentos muito cremosos, manteiga, refrigerante (gás), frituras imersas em óleo, enlatados e frios. Naturalmente o fígado já rejeita isso tudo, e a gente não se sente bem.

Não é eliminar: é comer pouquinho, evitar. Parece difícil para muitas pessoas, mas acabamos por nos acostumar ao sentirmos os benefícios.

Comer menor quantidade cada vez que se alimentar e fazê-lo várias vezes ao dia foi a forma que encontrei para driblar as náuseas e manter o organismo nutrido.

Pode-se consumir à vontade, por exemplo: sucos naturais de frutas não ácidas, vegetais de folha (especialmente os verde-escuros, que têm ácido fólico e são muito bons para nosso organismo), legumes, cereais integrais (granola, aveia com mamão ou banana etc.), frutas secas em pequenas quantidades, sorvetes de frutas. Pode-se comer também doces caseiros de abóbora, mamão, maçã etc. e compotas de frutas feitas em casa (fica muito bom, garanto!). Finalmente, boas doses de água durante o dia todo é recomendável e importante.

Todos esses procedimentos, a meu ver tão necessários, aliviam o organismo, em especial o estômago, e fornecem o que o corpo necessita. Sem sobrecarregar o fígado, a gente se sente melhor, estando em tratamento ou não.

Seria bom pensar seriamente em:

- manter uma dieta alimentar pobre em gorduras e açúcares e rica em frutas, legumes, vegetais de folha, grãos, cereais e líquidos;
- não ingerir bebidas alcoólicas (fundamental);
- evitar o fumo;
- controlar regularmente a glicemia, pois estudos mostram a relação entre problema hepático e predisposição para resistência à insulina ou mesmo para o diabetes;

- procurar perder peso, se a pessoa estiver obesa;
- procurar manter o peso ideal, com boa alimentação durante o tratamento, pois temos tendência a perder peso pela força dos efeitos colaterais;
- realizar atividades físicas leves regularmente, se for possível e se estiver em condições para isso (é o que eu tento fazer com caminhadas, pois não consigo me animar para atividade sistemática, em academia ou mesmo fora dela);
- cuidar bem não só da saúde física, mas também da psicológica; a pessoa que tem hábitos adequados, otimismo, tranquilidade e apoio dos familiares e amigos tem mais chance de vencer a doença. Se durante o tratamento houver necessidade de medicação de apoio para o estado emocional, que pode ficar alterado, creio que esta deva, sim, ser prescrita pelo médico que acompanha o paciente, pois isso é importante para a adesão ao tratamento.

Orientações nutricionais básicas para portadores de hepatite C viral – uma síntese

Em conversa com a nutricionista Taís Baddo de Moura e Silva, que me orientou e acompanhou o meu tratamento, obtive informações sobre a doença, às quais acrescento algumas observações para o portador cirrótico:

- O paciente com hepatite C deve ter uma alimentação equilibrada, auxiliando no bloqueio do progresso da doença e favorecendo as atividades do fígado.
- O excesso de peso e a ingestão de alimentos gordurosos atrapalham o tratamento por causa de um possível acúmulo de gordura no fígado (esteatose hepática).
- O acompanhamento nutricional individualizado é essencial para uma dieta equilibrada, sem a presença do álcool e sem abusos de gordura (carnes gordas, óleo, maionese, bacon, chocolate, creme de leite, leite integral, manteiga, frituras em geral etc.). De preferência, as refeições devem ser fracionadas (cinco a seis vezes ao dia).

- Os nutrientes, como a proteína, devem ser ofertados de acordo com o quadro clínico, favorecendo a manutenção da massa muscular e do sistema imunológico. Porém, pacientes com cirrose que apresentem encefalopatia (confusão mental) necessitam diminuir a quantidade de proteína, para evitar o aumento de amônia no sangue.
- Portadores de hepatite C, algumas vezes, têm aumento na concentração de ferro, cujo excesso pode ser perigoso para o fígado. Assim, é necessário reduzir a ingestão de alguns alimentos, como a carne vermelha.
- Pessoas com cirrose avançada apresentam quadro de retenção de líquido abdominal (ascite) ou inchaço nos pés, pernas e costas (edema) e o excesso de sódio (presente em sal de cozinha, enlatados, embutidos, temperos prontos dos tipos Knorr e Sazon ou sucos em pó) favorece o acúmulo de água, sendo necessário um controle rígido.
- O uso de bebidas alcoólicas deve ser evitado, pois o álcool é uma toxina muito forte para o fígado; seu excesso pode levar à cirrose e, consequentemente, a complicações, incluindo o câncer hepático.
- A orientação alimentar deve ser individualizada, pois cada paciente tem uma necessidade específica, o que deve ser respeitado. O nutricionista é o profissional adequado para equilibrar a dieta do paciente com hepatite C com segurança, favorecendo sua recuperação.

A partir dessas recomendações, comecei a pensar seriamente sobre o assunto e a fazer algumas pesquisas a respeito da alimentação. Temos a noção do que é uma alimentação saudável, mas a tentação de comer o que é mais gostoso e mais fácil ou a dificuldade em fazer refeições saudáveis (seja por falta de recursos, seja por desconhecimento dos benefícios) faz que nos alimentemos de modo mais descuidado. Durante o tratamento, pude ver como a mudança na alimentação foi boa para o meu organismo e não voltei mais a "abusar", como fazia antes.

A boa nutrição faz a diferença durante o tratamento da hepatite C!
Durante toda nossa vida, a alimentação tem papel importante na saúde, isto é, na determinação do estado de saúde que apresentamos.

Nosso organismo deve concentrar substâncias benéficas e promover nosso bem-estar físico e emocional.

A alimentação para pessoas com hepatite é extremamente importante. Essa doença ou distúrbio hepático pode ser ocasionado por infecção (vírus) – o mais comum – ou por um processo alérgico ou tóxico de origem alimentar ou medicamentosa. Para prevenir infecções, nosso sistema imune deve estar fortalecido e em bom funcionamento, no que influem, além de outros fatores, a dieta e outros hábitos de vida.

Nas hepatites em geral – aqui estou me referindo também à hepatite C –, como o fígado é o órgão diretamente afetado (invasão e reprodução do vírus, inflamação), há um grande prejuízo para suas células e atividades principais de processamento e metabolização (como já foi dito, tudo o que absorvemos deve ser purificado e desintoxicado pelo fígado).

Aproximadamente 80% do sangue que sai do estômago e intestinos levam ao fígado nutrientes importantes, que são convertidos em substâncias que o corpo pode utilizar. O fígado desempenha funções metabólicas únicas e fundamentais, como processar carboidratos, proteínas, gorduras e minerais, que servem para a manutenção das funções normais do corpo.

Assim, todos os fatores que possam causar ou acelerar uma situação de maior prejuízo devem ser evitados, para que haja recuperação das células do fígado afetado.

Uma alimentação equilibrada sem radicalismos...

Além de evitar um estado preocupante, a esteatose (fígado gorduroso), a alimentação equilibrada é fator fundamental para a recuperação do desequilíbrio hepático, auxiliando no desempenho do fígado e ativando nosso sistema imunológico.

Em longo prazo, a extensão do dano causado ao fígado pela hepatite C varia de pessoa para pessoa, mas, com certeza, aquelas com sistema imunológico forte e dieta saudável terão uma resposta muito melhor.

Durante o tratamento com o interferon, os efeitos colaterais podem ser suavizados com atenção à alimentação, à hidratação e à adoção de hábitos de vida "corretos". Além de procurarmos poupar mais nosso organismo (repousar quando sentir cansaço; evitar grandes esforços; dormir o tempo suficiente; evitar situações de estresse emocional, tensão nervosa etc.), é importante mudar certos hábitos alimentares, que, muitas vezes, sequer imaginamos nos prejudicar. Nossa alimentação deve conter a proporção adequada de gorduras saudáveis, carboidratos, proteínas, vitaminas e minerais.

Estes dois últimos podemos facilmente encontrar em cápsulas ou medicamentos, mas isso representaria mais substâncias químicas para a metabolização pelo fígado, que, em muitas pessoas, já está bastante comprometido. Assim, o ideal é obter vitaminas e minerais pela alimentação, a não ser em caso de necessidade do medicamento, o qual, preferivelmente, deve ser tomado com acompanhamento médico.

O que podemos evitar
- Alimentos de difícil digestão;
- gorduras saturadas, óleos hidrogenados;
- alimentos fritos;
- alimentos defumados e embutidos (frios, salsichas, salames, presuntos);
- bebidas alcoólicas;
- chocolates e açúcar refinado em excesso, pois o fígado os converte em gorduras;
- leite e derivados integrais;
- sal em excesso;
- café e refrigerantes em excesso;
- bolos, balas, bombons, *donuts* e sorvetes muito cremosos;
- uso de muitos medicamentos;
- alimentos que possam conter aditivos, poluentes químicos e inseticidas.

Além disso, não devem ser ingeridos quaisquer alimentos que não "caiam bem" e nos causem mal-estar.

A alimentação saudável

A alimentação saudável ou recomendada deve conter os nutrientes em porcentagem adequada, para que tudo possa entrar em equilíbrio. Exemplos:

- óleos de sementes (girassol, canola, outros);
- azeite de oliva virgem;
- frutas ricas em vitamina C (morango, uva, framboesa, quiuí, melão, maçã);
- cereais integrais;
- sementes que contêm ômega-6 (abóbora, linhaça, gergelim, amêndoa, soja);
- frutas secas e sementes (ameixas, castanha-do-pará);
- mel e geleia real;
- vegetais que contêm antioxidantes para o fígado (cenoura, abóbora, pimentão, beterraba);
- alimentos com propriedades antibióticas, ou enxofre, que ajudam na desintoxicação do fígado devem ser consumidos com maior frequência (alho, cebola, repolho, brócolis, rabanete e couve-flor);
- ferro, que previne um tipo de anemia e recupera os hepatócitos, de preferência, de origem vegetal (folhas verdes, como espinafre, couve e agrião, que são, também, boas fontes de clorofila);
- limão, que tem propriedades alcalinas;
- vinagre de maçã.

Os alimentos crus, sólidos ou em sucos (laranja, cenoura, laranja-lima, maçã, beterraba), devem fazer parte do dia a dia, pois possuem enzimas ativas, que melhoram as funções do fígado, agindo na sua limpeza. A água é de grande importância para o organismo, inclusive para o fígado e para os rins, em que elimina toxinas. Nosso corpo necessita de água em doses pequenas e constantes durante o dia, para manter as células hidratadas.

As fibras têm importante papel na alimentação, colaborando para o melhor funcionamento do sistema digestório. Os alimentos ricos em fibras geralmente têm percentual calórico mais baixo que os alimentos não fibrosos.

Os alimentos muito pobres em fibras podem originar "preguiça intestinal", fazendo que os alimentos fiquem mais tempo dentro do intestino, em contato com tecidos do organismo, o que pode ocasionar problemas graves.

Os benefícios de uma dieta rica em fibras são vários: previnem o câncer de cólon, a prisão de ventre e as hemorroidas. As fibras como farelo de aveia, pectinas, cereais e as gomas ajudam a baixar a taxa de colesterol, diminuindo a probabilidade de doenças cardíacas.

As fibras são divididas em dois tipos. As *solúveis* se dissolvem na água, misturando-se com as substâncias químicas do intestino e evitando que determinados materiais sejam absorvidos pela corrente sanguínea. As *não solúveis* absorvem a água, incrementando o volume do bolo fecal e acelerando a eliminação dos resíduos. Inegavelmente, as fibras constituem importante fator para manter o organismo funcionando de maneira saudável.

Cuidado com tudo o que ingerir

Em contato com muitas pessoas portadoras de HCV, em tratamento ou não, posso ver a ansiedade em procurar, indiscriminadamente, na medicina alternativa, por exemplo, uma solução que alivie alguns dos sintomas que aparecem durante o tratamento. Até dá para entender que fiquem tensas, preocupadas, e queiram encontrar alguma coisa que possa curar a doença.

Nesse meio alternativo, temos ervas, chás, receitas fornecidas por conhecidos e mesmo por farmacêuticos (como de suplementos ou vitaminas) e outras indicações similares. Entretanto, sabemos que, atualmente, os únicos medicamentos que podem promover o resultado *vírus indetectável* são o interferon e a ribavirina. Muitos outros estão sendo desenvolvidos, testados, mas ainda estão em fase de pesquisa, e leva tempo para chegarem, com segurança, ao mercado.

A meu ver, durante o tratamento, não devemos ingerir nada de diferente, nada que possa ser incompatível com a medicação indicada (e talvez prejudicar a evolução do tratamento). Penso que devemos deixar o medicamento (interferon + ribavirina) agir. O fígado já tem um grande trabalho: metabolizar toda essa química. Portanto, tudo o que ingerimos deve ter acompanhamento médico, para que se avalie a situação do organismo e a possibilidade de algum tipo de alimento ou suplemento prejudicar o tratamento.

Brasília, 23 de julho de 2008 – 15h20

Governo e indústria discutem mudanças nutricionais em alimentos[1]

A redução dos teores de gordura, sal e açúcar dos alimentos industrializados foi tema de reunião entre representantes do governo federal e da indústria. O diretor-presidente da Agência Nacional de Vigilância Sanitária (Anvisa) participou do encontro, realizado nesta terça-feira, em Brasília.

As discussões são um desdobramento do acordo de cooperação assinado em novembro de 2007 entre o Ministério da Saúde e a Associação Brasileira das Indústrias de Alimentação (Abia). A entidade e seus associados também se comprometeram a colaborar em ações de saúde pública, como a campanha contra a rubéola, que vai de 9 de agosto a 12 de setembro.

De acordo com o IBGE, um dos reflexos do alto teor de sal, açúcar e gordura nos alimentos é o sobrepeso, que atinge 40% das pessoas no país. A obesidade é um problema para 12,7% dos brasileiros; 30% da população são portadores de doenças crônicas não transmissíveis, como câncer, hipertensão e diabetes. Segundo pesquisa do Ministério

---

1 Fonte: Ascom/Assessoria de Imprensa da Anvisa (disponível em: <http://www.anvisa.gov.br/divulga/noticias/2008/230708_1.htm>).

da Saúde, entre 212 mil e 260 mil mortes poderiam ser evitadas anualmente no Brasil com uma alimentação adequada.

Entre as ações da Anvisa, estão as discussões com as indústrias, no âmbito da Câmara Setorial de Alimentos, sobre o desenvolvimento de novas tecnologias para redução do teor de sódio em alimentos. Para ajudar os cidadãos a se alimentarem melhor na hora da escolha dos produtos, a Agência disponibiliza o Guia de Bolso do Consumidor Saudável (em PDF). Nele, há informações básicas sobre o tema, entre elas, o valor calórico dos alimentos e as quantidades diárias necessárias para se manter saudável.

MEDIDAS OU MEDICINAS ALTERNATIVAS

> Há muitas alternativas para a cura. Cada um de nós deve percorrer nossa própria trilha, mas existem sinais que podem nos ajudar a encontrar nosso próprio rumo...
>
> *Daniel Grippo*

O único tratamento para a cura da hepatite C é com o interferon, associado à ribavirina. Não há outro, nem mesmo a ribavirina em uso isolado consegue efeito sobre o vírus. Muitas medicações estão em fase de pesquisa, mas esse é o tratamento que de fato existe atualmente. Os tratamentos chamados *alternativos* servem de auxílio, combatendo os efeitos colaterais e fortalecendo o sistema imunológico e emocional, o que faz muita diferença durante o processo.

Acupuntura

muitas doenças que as pessoas têm são poemas presos
abscessos tumores nódulos pedras são palavras
calcificadas
poemas sem vazão

mesmo cravos pretos espinhas cabelo encravado
prisão de ventre poderia um dia ter sido poema

> pessoas às vezes adoecem de gostar de palavra presa
> palavra boa é palavra líquida
> escorrendo em estado de lágrima
> *Viviane Mosé*

Como faço uso da acupuntura há muitos anos, ela me proporcionou, em todo o período de tratamento, uma boa melhora de sintomas como dores na coluna, artrose e outros. Como foi de grande ajuda ao alívio dos efeitos colaterais dos medicamentos, achei interessante expor aqui as bases de seu funcionamento.

Li alguns textos e conversei muito com a médica, durante esse longo tempo em que tenho contato com a acupuntura. Ela é baseada na medicina chinesa e não trata somente o problema, mas a pessoa que tem o problema. De maneira simplificada, podemos entender que *Yin* é o corpo, a matéria, e *Yang*, a energia que põe a matéria em movimento. Se as duas estiverem em equilíbrio, estaremos harmônicos.

É uma terapia eficaz para analgesia em muitas doenças, principalmente nas dores musculoesqueléticas, pois diminui a frequência e a intensidade da dor, o que ajuda na reabilitação. É preciso muito estudo para entender essa dinâmica e eu, simples e humildemente, vou pesquisando para entender um pouquinho...

Segundo a medicina chinesa, o organismo é regido pelos órgãos (coração, pulmão, pâncreas, baço, fígado e rins) e pelas vísceras (intestino delgado, intestino grosso, estômago, vesícula biliar e bexiga). São eles que armazenam a energia e distribuem-na pelo corpo, por meio dos pontos energéticos ou meridianos. Além disso, cada um deles é responsável por alguns sentimentos. Por exemplo, o coração relaciona-se às emoções; o rim, ao medo; o pulmão, à tristeza; e o fígado, à raiva. Para a medicina chinesa, o órgão é também um sistema energético. Quando um órgão falha, o reflexo aparece em todo o corpo, inclusive na pele.

No consultório, o especialista analisa a pessoa por completo: hábitos de vida, histórico familiar e problemas de saúde. A partir daí, faz o diagnóstico.

A acupuntura é uma área agora desenvolvida também em universidades, validada por pesquisas. Trata-se de uma prática séria, com avanços científicos no Brasil e no mundo, e que deve ser aplicada por pessoas preparadas e com muito conhecimento.

A acupuntura foi *reconhecida como especialidade médica* pelo Conselho Federal de Medicina, pela Resolução nº 1.455, de 11 de agosto de 1995.

No meu caso, nas sessões de acupuntura durante o tratamento da hepatite C, os pontos estimulados foram os relacionados às dores, ao sistema imunológico, à depressão, aos desequilíbrios físico e emocional e ao sono. As sessões foram semanais e tiveram boa resposta terapêutica. As dores que sentia eram leves e quase não foi necessário o uso de analgésicos. Os pontos referentes à emoção fizeram que a depressão se tornasse mais leve e controlável.

O papel da acupuntura na cura

Mara Regina dos Santos Ueda[2]

A acupuntura é uma ciência milenar chinesa que ainda causa verdadeira polêmica quanto à sua eficácia. Muitos ocidentais têm estranhas noções da medicina chinesa, vendo-a como uma espécie de passe mágico, produto de um pensamento mágico e primitivo.

Desde 1995, o Conselho Federal de Medicina passou a reconhecer a acupuntura como especialidade médica, porque seus efeitos no organismo podem ser facilmente comprovados pelos métodos científicos de que dispomos hoje, como dosagens bioquímicas, tomografia, ressonância magnética etc.

A medicina tradicional chinesa não vê só um fígado, um coração, um pulmão, um estômago; mas vê e entende a configuração geral do paciente por inteiro. Portanto, não separa as pessoas em partes fragmentadas, tratando um sintoma ou parte dele à custa de outros.

---

[2] Médica especialista em acupuntura pelo Colégio Brasileiro de Acupuntura e pelo Conselho Federal de Medicina (CRM-SP 18659).

A acupuntura previne e cura doenças pela introdução de agulhas em pontos específicos do corpo humano, situados em canais em que circula a energia. As agulhas propiciam alterações no corpo humano e causam o fortalecimento e equilíbrio da energia e, consequentemente, dos órgãos e vísceras.

Para fazer o diagnóstico inicial, o acupunturista segura o pulso do paciente e examina a língua. A partir daí, detecta o estado da pessoa, o que não exclui o pedido de exames complementares, comumente usados na medicina ocidental, para fazer um diagnóstico clínico.

A medicina tradicional chinesa e a ocidental não são antagônicas, pelo contrário, elas se completam. Pacientes usando medicamentos alopáticos podem e devem fazer uso da acupuntura, sem precisar suspender seus remédios. É o caso em questão, do tratamento das hepatites, em especial a hepatite C. Os pacientes vão continuar usando ribavirina e interferon durante um ano ou o tempo necessário.

A acupuntura diminui muito os efeitos colaterais desses medicamentos, além de melhorar o aspecto psicológico e aumentar a imunidade do paciente, fazendo que ele não venha a ter doenças oportunistas, pela baixa resistência. Portanto, o paciente terá condições de levar o tratamento até o fim, para tentar negativar sua carga viral.

Embora a acupuntura não tenha a capacidade de curar uma hepatite, ela colabora para que o paciente leve o tratamento adiante e com êxito, como é o caso da Eli, autora deste livro.

Homeopatia – uma alternativa de auxílio ao tratamento da hepatite C

Pus de lado a dualidade e vi os dois mundos como um só...
Jelaluddin Rumi

Mais do que combater os sintomas das doenças, o importante é fortalecer o organismo e levá-lo a reagir contra os invasores...

Percebe-se que, cada vez mais, as pessoas buscam métodos alternativos para cuidar do corpo e do emocional. Por que essa procura?

A vida atual, com a sua turbulência (especialmente nas grandes cidades), causa o estado chamado estresse (esgotamento), que reflete ansiedade, pressa, má alimentação, e se manifesta como dores generalizadas, irritação, fazendo que as pessoas tomem comprimidos para quase tudo: resfriado, dores de cabeça, no estômago e na coluna, e outros sintomas. Porém, nem todos podem tomar altas doses diárias de compostos químicos, na tentativa de lutar contra os efeitos desse estilo de vida, pois usualmente, surgem outros, os colaterais.

Meu caso é este: tenho dificuldade para tomar anti-inflamatórios por muito tempo; no terceiro dia meu estômago já não aceita muito bem, tenho náuseas e mal-estar.

Por muito tempo, tive de fazer uso de anti-inflamatórios e analgésicos por causa de problemas de saúde, como artrose, bursite e desvio da coluna. Esse "hábito", associado a outros fatores, desencadeou uma gastrite, que, posteriormente, tornou-se uma úlcera. Fiz o tratamento adequado, convencional, com medicação, que aliviou o problema, mas não poderia tomar as medicações por tempo prolongado.

Resolvi, então, fazer um acompanhamento com médico homeopata e, para minha satisfação, senti-me bem: as dores generalizadas melhoraram e, em exame posterior (endoscopia), a gastrite estava apenas em discreta atividade. Continuei com o tratamento homeopático, que, seguramente, foi de grande ajuda para os efeitos colaterais do tratamento com o interferon e a ribavirina.

A técnica da homeopatia foi descoberta por Samuel Hahnemann, no século XVIII e, até hoje, intriga os cientistas. Ele iniciou as experiências nele próprio, chegando à conclusão de que, se um produto causa determinadas sensações de doença em uma pessoa saudável, uma pequena dose dele pode ser usada para tratar os mesmos sintomas em um paciente doente. Esse conceito é complicado, especialmente para mim, que não pretendo escrever aqui um tratado sobre homeopatia. Há farto material para explicar os detalhes.

Hahnemann batizou a medicina convencional de alopatia, e considerou-a prática, objetiva e preocupada com os sintomas. A homeopatia é quase o oposto: a cura não vem pelo combate aos sintomas, mas pelo estímulo a eles. A cura não se dá apenas pelos contrários, mas também pelos similares.

Na homeopatia, é necessário fazer que o corpo não só se defenda de um vírus específico, mas se reequilibre, impedindo que qualquer mal (físico ou emocional) se manifeste.

Normalmente, o tratamento consiste em acompanhamento constante e a ingestão dos chamados "remédios de fundo" deve ser contínua, mesmo quando está tudo em ordem. Hoje existem milhares de medicamentos homeopáticos no mercado e, a cada ano, dezenas de fórmulas são testadas. São feitos à base de plantas, minerais, animais (tinturas) e drogas químicas (caso da penicilina).

A homeopatia funciona melhor contra problemas crônicos, como alergias, gripes e infecções, do que contra os agudos, como inflamação ou dor de cabeça.

A maneira como os remédios homeopáticos agem é um grande mistério. Sabe-se que, em vez de atacar os efeitos, como fazem os tradicionais, eles estimulam o corpo a reagir, muitas vezes injetando substâncias que têm o mesmo efeito da doença tratada – um princípio semelhante ao das vacinas – mas em doses muito diluídas (Lei do Infinitesimal), para melhor efeito.

Os medicamentos homeopáticos existem nas formas de líquidos, tabletes e glóbulos de sacarose; despertam nosso organismo, levando-o a reagir contra invasores, num processo que valoriza muito mais a prevenção do que somente o combate aos sintomas das doenças.

A homeopatia foi reconhecida como especialidade médica pelo Conselho Federal de Medicina em 1980. Em 1990, foi incluída no quadro do Conselho de Especialidades Médicas da Associação Médica Brasileira, deixando de fazer parte das terapias alternativas. A Associação Médica Homeopática Brasileira representa os médicos homeopatas. Para ser homeopata, o médico precisa participar de um curso de especialização com três anos de duração e, no mínimo, 1.200 horas. Depois disso, realiza uma prova de título de especialista e, se aprovado, deve registrar-se nos Conselhos Regionais e Federal de Medicina (CRM e CFM). Ou seja, exige-se do médico homeopata o mesmo que de qualquer outra especialidade médica.

No consultório...

Podemos achar estranho, mas a primeira consulta a um médico homeopata pode durar de uma a duas horas. Falamos sobre a nossa vida, o médico ouve, observa atentamente e anota. Ele procura saber tudo sobre o paciente, fazendo perguntas que, muitas vezes, parecem nem ter relação com nosso problema de saúde: nossos gostos, temperamento, relações com os outros, o que gostamos de comer, como dormimos, como é o nosso suor, como são nossos sonhos, como são as fezes e a urina (cor, cheiro, textura), como nos sentimos ao amanhecer. Tudo faz parte do *todo* que somos e quanto mais ele nos conhecer (nossas expressões físicas, mentais e emocionais), mais apropriada será a medicação.

Segundo a médica Aurea Eleutério Pascalicchio, doutora em Saúde Pública, do Instituto de Saúde de São Paulo, "só é possível receitar o remédio quando se conhece o paciente a fundo".

Quando se inicia o tratamento, pode haver um agravamento temporário dos sintomas, o que deixa o médico otimista. Essa é considerada uma boa reação porque o problema está sendo atacado pelo próprio organismo. É uma prova de fogo para o paciente!

Em casos extremos, como uma febre alta que demora a ceder, pode-se até tomar um antitérmico comum, alopático, mas sem interromper o tratamento homeopático em andamento. O médico homeopata cuida do corpo por inteiro e seu objetivo não é o controle somente daquela crise, mas o espaçamento entre as crises, até que cura seja possível. O corpo vai se esforçando para restabelecer a saúde, o equilíbrio.

Minha relação com a homeopatia...

... vem de longe. Minha avó já usava homeopatia. Faleceu aos 96 anos, tendo ido a consultórios médicos para fazer exames de rotina, durante toda sua vida. Não deixo de fazer a ligação entre sua longevidade e seus hábitos de vida...

Quando eu me sentia debilitada, com mal-estar relacionado ao estômago e ao fígado (talvez até causado pela hepatite C, que já poderia estar presente), muitas vezes ela vinha com o frasco de glóbulos ou tabletes, fazendo-me tomá-los. Os sintomas melhoravam e eu passava bem por muito tempo. Na época, essa medicação era proveniente de um laboratório homeopático da cidade onde morávamos.

No entanto, a medicação alopática fazia parte da minha vida e o querido "médico da família" cuidou muito bem de minha saúde, a qual, invariavelmente, dependia do estômago e do fígado.

Voltei a ter contato e usar medicamentos homeopáticos para meus filhos, na sua infância, com sucesso para vários problemas. Para outros, não.

Há alguns anos, por causa do aparecimento de sintomas de artrose, recorri novamente à homeopatia. Os medicamentos convencionais são à base de anti-inflamatórios e corticoides, o que causou agravamento de uma gastrite. Tinha náuseas e refluxo gastresofágico e a solução foi uma cirurgia de hérnia de hiato. Foi nessa cirurgia que se descobriu que eu era portadora do vírus da hepatite C (HCV), suspeita confirmada após a biópsia de fragmentos retirados do fígado. Com a indicação do tratamento, percebi a gravidade da doença e a seriedade do tratamento, e os possíveis efeitos colaterais da medicação.

O médico homeopata, informado do caso, iniciou um tratamento em etapas, abrangendo inicialmente a fortificação do sistema imunológico, o aspecto preventivo (antitumoral) e a minimização dos desconfortos (dores articulares e de cabeça, fadiga e ansiedade).

Conforme o tratamento foi sendo feito (com interferon associado à ribavirina), com acompanhamento homeopático, as taxas foram se normalizando já nos primeiros meses e, em meu primeiro teste de PCR qualitativo (verificação da resposta ao tratamento), recebi o resultado de *vírus indetectável*.

Quem passou por esse tratamento sabe do que eu estou falando. É preciso que sejamos realmente acompanhados, como pessoas, com suas características individuais, seus hábitos, comportamentos e problemas. Isso faz muita diferença na resposta ao tratamento.

Na homeopatia, a medicação é escolhida ou indicada para a *minha* pessoa, para trazer o *meu* equilíbrio físico e mental. O remédio não age sozinho; ele é mais um componente da cura, e a forma como você encara as situações conta muito para uma vida saudável.

A IMPORTÂNCIA DOS GRUPOS DE APOIO AOS PORTADORES DO VÍRUS DA HEPATITE C

Poema do Amigo Aprendiz

Quero ser seu amigo;
nem de mais e nem de menos
nem tão longe e nem tão perto
na medida mais precisa que eu puder;
mas amar-te como próximo, sem medida
e ficar sempre em tua vida
da maneira mais discreta que eu puder.
Sem tirar-te a liberdade
sem jamais te sufocar
sem forçar a tua vontade
sem falar quando for a hora de calar
e sem calar quando for a hora de falar.
Nem ausente, nem presente por demais;
simplesmente, calmamente, ser-te *paz*!
Fernando Pessoa

Após a fase da surpresa e até um princípio de pânico, ao saber que tinha uma doença do porte da hepatite C viral, minha tendência foi pesquisar, procurar o que podia sobre o assunto, entrar em contato com pessoas na mesma condição, sofrendo o mesmo problema. Foi uma das melhores coisas que fiz. Dividindo experiências, aspirações, ansiedades, absorvendo conhecimentos que antes não nos interessavam, não nos sentimos abandonados, nessa batalha que é tão difícil.

Pesquisando em páginas de grupos de apoio na internet, encontrei o grupo de apoio aos portadores de HCV Unidos Venceremos – e me cadastrei.

Nesse grupo, que tem como moderadora Micheline Woolf (uma pessoa especial, amiga, competente e com bastante conhecimento na área), encontrei companheiros de jornada, amigos com quem posso dividir meus medos, minhas alegrias, minhas vitórias e esperanças. Falamos a mesma língua, aprendemos juntos e nos apoiamos, embora estejamos fisicamente muito distantes uns dos outros, pois o grupo reúne pessoas de vários estados. Trocamos ideias, em um trabalho mútuo de auxílio, força, ânimo, ajuda a quem está na pior por um bom tempo.

Estou aprendendo muito com as pesquisas (textos, depoimentos, documentos, legislação, medicamentos alternativos, alimentação, orientação de médicos especialistas). Também fico meio triste com os depoimentos dolorosos dos colegas que estão no meio da tempestade.

Mas, há uma luz no fim do túnel. Sempre!

O grupo é composto de pessoas portadoras do HCV, assim como de familiares que desejam maiores informações e esclarecimentos. São amigos que receberam o diagnóstico e esperam encaminhamento ao tratamento; outros tantos em tratamento; pessoas que, infelizmente, passaram por tratamento mas não responderam bem a eles; e outras que passaram por tratamento e conseguiram negativar o vírus. São jovens, velhos, mães, pais, avós, enfim, como dizemos uns aos outros, todos na mesma jornada, mas muitas vezes com caminhos diferentes.

Trocamos informações que são pesquisadas, analisadas, traduzidas. Temos indicações de médicos, hospitais ou Centros de Referência; orientações sobre as medicações, antes, durante e após o tratamento. É um trabalho sério e importante.

De início, somos apenas pessoas que não se conhecem pessoalmente, mas estão ligadas por um elemento comum: a hepatite C viral. Com o passar do tempo, vão se criando laços de amizade, de solidariedade e respeito profundos. Esse elo de carinho faz que todos se apoiem mutuamente, chegando ao ponto de marcarem reuniões para se conhecerem pessoalmente, dar e receber aquele abraço, que de virtual torna-se "ao vivo e em cores".

É muito gratificante, após o término do meu tratamento (48 semanas), estar com meus exames de PCR negativos e continuar atuante, dando força aos novos participantes, aprendendo mais e tendo minha parcela de alegria em poder dar e receber.

Unidos Venceremos

> Pode ser que se decepcione se falhar, mas estará perdido se não tentar.
> *Beverly Sills*

As palavras que se seguem são da amiga Micheline Woolf, fundadora e coordenadora do grupo de apoio aos portadores de HCV Unidos Venceremos.

"Somos um grupo de portadores do HCV que troca informações e se reúne para dar apoio a quem precisa. É um fórum para todos os que precisam de espaço para trocar informações, experiências, rir, chorar, e receber orientações.

"Vamos lutar juntos, pois *Unidos Venceremos*!

"Respeitamos todos como seres humanos e prezamos sua privacidade. Temos uma longa estrada pela frente e esperamos poder ajudar quem precisar, dentro de nossas limitações."

Em evento na Fundação Getúlio Vargas, em 2006, entre outros dos quais participou ativamente, Micheline Woolf, em entrevista cuja cópia me foi fornecida pela autora, falou sobre a importância da participação em um grupo de apoio:

Entrevistador: Por que é importante a gente saber que existem outras pessoas nas mesmas condições, sofrendo do mesmo problema?

Micheline: Vou contar um pouco da história dos grupos de apoio: Os primeiros grupos de apoio surgiram nos Estados Unidos, há mais de vinte anos, nos hospitais que cuidavam de pacientes com câncer. Os próprios pacientes se uniram e dividiram suas experiências e viram o quanto é importante não se sentir abandonado e sozinho nesta batalha tão difícil. Aos poucos foram surgindo outras condições, outras necessidades e, seguindo o exemplo dos pacientes com câncer, iniciou-se um grande movimento de grupos de apoio no mundo.

Nos grupos para HCV, encontramos pessoas com quem podemos dividir nossos medos, falamos a mesma língua, a gente entende quando se discute taxas de TGO, TGP e GGT, enfim, a gente sabe do que estão falando, tem alguém do outro lado! É diferente de conversar com familiares e amigos porque tudo que ouvimos deles é "vai ver um médico", "toma remédio" e ficam com sentimento de "pena". Não por mal, simplesmente porque é uma doença que não é divulgada, que não é discutida e é muito estigmatizada e, quando estamos em tratamento, então, só quem passa sabe o que é!

A primeira coisa que ouvimos das pessoas é: "bom, vai comer doces, descansar, temos que separar suas coisas". E isso não é verdade para a hepatite C, assim como explicou o prof. dr. Eduardo Benedito Silva. A hepatite C só se transmite através do contato direto com sangue contaminado e é muito raramente transmitida pela via sexual. As pessoas se afastam simplesmente por falta de informação, por ignorância de fatos, e a culpa não é deles, mas isso é outro assunto!

Em segundo lugar, um grupo de apoio pode nos ajudar muito no sentido de nos guiar para os centros médicos especializados, fornecer informações que são amplamente pesquisadas, analisadas, traduzidas; indicar médicos e laboratórios, enfim, dar orientações de como agir "agora que sei que tenho hepatite C".

E: Quando foi fundado o Unidos Venceremos e por quê?

M: Em primeiro lugar, quero deixar claro que o Unidos Venceremos não é uma organização não governamental (ONG); não depende de recursos do governo ou privados, é independente e se mantém às minhas custas. Não temos diretoria, tesouraria, não compramos medicamentos, enfim. Os gastos que tenho são basicamente internet, telefone e folhetos. Os folhetos são feitos a partir da colaboração dos membros do Unidos, doações dos amigos e das gráficas que nos doam a impressão.

A diferença principal entre uma ONG e um grupo de apoio é que a ONG tem representatividade fiscal nos meios governamentais, pode assinar em nome dos portadores, pode tomar decisões legais e pode receber recursos e doações. Já um grupo de apoio, não pode receber doações porque não é uma entidade reconhecida legalmente. Mas isso não quer dizer que o trabalho desenvolvido por grupos de apoio não seja tão nobre, sério e importante.

O Unidos Venceremos surgiu pela própria necessidade que eu senti ao me ver sozinha, sem alguém para dividir meus medos e minhas ansiedades. A abertura oficial, digamos assim, foi em fevereiro de 2000. Já passaram mais de 4 mil pessoas pelo grupo em todos esses anos; foram trocadas mais de 25 mil mensagens, em nosso fórum interativo, e mais de 100 mil pessoas visitaram nosso site.

As pessoas que mais nos procuram são as recém-diagnosticadas, as que vão iniciar o tratamento e as que estão em busca de ajuda para familiares ou amigos. Elas chegam assustadas, desorientadas e, aos poucos, vão se tranquilizando, fazendo amizades, se tratando e se curando, ou não.

Essas pessoas costumam frequentar o grupo antes e durante o tratamento. Quando terminam, se o resultado foi positivo, elas seguem vivendo suas vidas – algumas permanecem e dão continuidade ao trabalho de voluntariado que fazemos. Hoje temos quase quatrocentas pessoas que se comunicam, via internet, diariamente e criamos o que eu chamo "Corrente do Bem" – se vocês viram o filme, sabem do que estou falando. A mesma pessoa que chega assustada, passados os primeiros momentos, vai dar as boas-vindas ao próximo que chega e cada um faz a sua parte – desde "dar colinho" on-line (como dizemos carinhosamente no Unidos), até doar medicação que tenha sobrado.

Quando se faz uma doação, a pessoa que a recebe tem a responsabilidade de repor as doses oferecidas, disponibilizando-as no grupo para outra que precise. A falta de medicação nos postos de saúde é sempre a nossa maior preocupação. Dessa maneira, a gente cria a Corrente do Bem. São pessoas que não se conhecem, mas que estão ligadas por uma causa comum – a hepatite C – e se criam laços de amizade, de solidariedade e de respeito profundos.

Recebo telefonemas e e-mails de portadores de todo o país e também do exterior – Japão, Inglaterra, Argentina – pedindo informações, perguntando onde podem encontrar medicamentos, com quem falar, o que fazer etc. Poder orientar é muito gratificante e me dá a sensação de dever cumprido.

Outro ponto muito importante é ter o apoio dos médicos para que o portador frequente os grupos de apoio. Este ponto é um pouco delicado, porque apesar de ajudar, muitas vezes o excesso de informação pode até prejudicar o bom andamento do tratamento, principalmente porque são muitas informações que, às vezes, nem os médicos tiveram tempo de pesquisar. Isso cria certo conflito e o portador fica estressado, fazendo que o médico lhe peça para não fazer parte de um grupo de apoio e para que deixe de ler notícias na internet. Eu mesma faço isso muitas vezes, quando sinto que um portador está se sentindo aflito, eu peço para que dê um tempo e se afaste um pouco para depois voltar mais tranquilo.

Nós que somos coordenadores de grupo, temos de ter este senso de responsabilidade, porque afinal estamos lidando com pessoas fragilizadas, que muitas vezes não conseguem assimilar as informações, olhando sempre para os pontos negativos e não os positivos, e aumentando suas preocupações, levando-as ao médico, que, no SUS, não tem mais do que dez ou quinze minutos para gastar com o paciente. Daí surge o medo, a insegurança, e tudo isso prejudica todo o bom andamento do tratamento. A informação é nossa maior arma, porém pode se tornar nossa inimiga.

Por outro lado, a aprovação e o trabalho em conjunto dos médicos e grupos de apoio seria a situação ideal, porque enquanto o médico cuida da parte física do paciente, o grupo de apoio cuida da parte emocional; porque somente quem está passando por isso ou quem já passou por isso pode entender as dores, os maus humores, a falta de energia que a gente sente enquanto está em tratamento. Os livros e as estatísticas são ótimos na teoria, porém a prática pode ser bem diferente!

Precisamos que os médicos entendam e aceitem nossa ajuda para que possamos ajudá-los a cuidar do paciente – uma pessoa só não consegue fazer isso.

E: Por que a internet é um grande instrumento para nós?

M: Hoje em dia podemos dizer que uma grande parte da população tem acesso à internet e é através dela que se tem informações atualizadas, que se criam grupos de apoio, salas de chat, amizades, enfim. É lógico que devemos ter o cuidado de selecionar as informações, porque nem tudo que é editado na internet é verdadeiro e, por vezes, ficamos mais confusos ainda; e é nesta hora que os grupos de apoio entram para esclarecer dúvidas, com responsabilidade.

O Unidos tem a característica única de ser um grupo de apoio praticamente só interativo; todos participam, opinam, trocam experiências. E eu incentivo esse tipo de comunicação por achar que assim o portador se sentirá mais seguro, mais confiante e aprenderá a conviver com sua condição, a tratá-la com medicamentos de última geração e, principalmente, aprenderá a cuidar não só do fígado, mas do todo, porque afinal não somos apenas "um fígado"! A internet não nos faz menos importantes, muito pelo contrário! Foi na internet que eu busquei meu apoio e é através dela que faço a maior parte do meu trabalho. Temos um site informativo também, como mencionei, que já teve mais de 100 mil visitas ao longo desses anos. É o http://www.unidosvenceremos.com.br – que vocês podem encontrar nos folhetos distribuídos.

E: Por que a internet e não encontros pessoais?

M: Pelo simples motivo de que as pessoas gostam do anonimato. Fui percebendo com o tempo que, quando promovo encontros cara a cara, são muito poucos os que realmente participam, enquanto pela internet, através do nosso fórum virtual, consigo produzir muito mais e tenho maior receptividade dessa maneira. Ainda assim, temos encontros esporádicos, seja para palestras ou simplesmente para nos conhecer pessoalmente.

Para quem está iniciando o tratamento, para quem pensa em desistir, leia a abertura da página na internet do Unidos Venceremos e não se esqueça: você está fazendo o melhor que sabe para se curar dessa doença! Força para todos!

Os dez mandamentos – como conviver com a hepatite:[3]

1. Perceberás a palavra "hepatite" exatamente como ela é: uma palavra. Nada mais, nada menos. Pois seu significado tem se modificado ao extremo por muitos anos, assim como palavras tais como "varíola", "tuberculose" e "pólio", que, algum dia, foram doenças muito temidas, e que hoje são praticamente inexistentes e controladas. O mesmo acontecerá com a palavra "hepatite". A resposta há de vir àqueles que estarão esperando ouvi-la. Fique atento!

2. Você que está tomando interferon, haverá de amá-lo, assim como ama a ti próprio, pois ele é teu amigo. Apesar de cobrar alto por sua participação em tua vida, na maior parte do tempo será generoso e estará a teu favor.

3. Participarás ativamente de tua recuperação. Haverás de aprender todos os detalhes de tua condição, teu diagnóstico, teu prognóstico, teu tratamento convencional e complementar ou alternativo. Haverás de discuti-los plenamente e abertamente com seu hepatologista e haverá de perguntar, mesmo que não compreenda a resposta. Depois, então, haverás de cooperar com inteligência e conhecimento com teu médico.

4. Haverás de encarar tua condição como sendo um desvio temporário em tua vida e haverás de planejar teu futuro como se este desvio não tivesse ocorrido. Em nenhum momento, nunca, de maneira alguma, verás esta condição temporária como sendo permanente. Terás que

---

[3] Tradução e adaptação de *The Ten Commandments for Cancer Survival* [*Os dez mandamentos para a sobrevivência ao câncer*] de Paul H. Klein. Disponível em: http://www.unidosvenceremos.com.br.

estabelecer metas a longo prazo para tua pessoa. Pois te recuperarás! E acreditando nisso com muita fé, contribuirás imensamente para tua completa recuperação.

5. Expressarás teus sentimentos cândida e abertamente a teus entes queridos, pois eles também estão sendo atingidos. Haverás de confortá-los e apaziguá-los, pois eles também necessitam de conforto e paz, como tu.

6. Haverás de confortar teus companheiros hepatos, contribuindo com teu conhecimento, dando-lhes coragem, compreensão e amor. Haverás de dar-lhes esperanças quando se sentirem solitários, pois é na esperança que reside seu restabelecimento. E fazendo isso, estarás confortando a ti próprio também.

7. Nunca desistas, não importa como estás te sentindo agora, pois sabes, do fundo de teu coração, que a falta de coragem para suportar as dores afasta a possibilidade de um amanhã feliz.

8. Não olhes tua condição como se fosse um castigo, mas simplesmente uma fase de tua vida. Enchas teus dias com outras amenidades, sejam estas mundanas, atrevidas, altruístas ou meramente divertidas. Pensar o tempo todo em como tu te sentes, faz que percas os bons momentos presentes.

9. Manterás teu bom humor o tempo todo e em quaisquer circunstâncias. O senso de humor, a risada, alivia teu coração e acelera tua recuperação. Esta não é uma tarefa fácil e algumas vezes parecerá impossível, mas é um objetivo capaz de melhorar tua vida e está sempre disponível!

10. Terás uma fé persistente e incansável, seja ela no Ser Superior, na medicina, no futuro, em você mesmo ou qualquer outra. Agarre-se a ela e ela te sustentará.

Unidos por um mesmo problema, por um mesmo objetivo, muitos de nós nos tornamos amigos virtuais. Foi além disso, pois chegamos a nos conhecer pessoalmente, em encontros marcados. Amigos reais! Acompanhamos aqueles que descobriram a doença, que estão em exames na expectativa de tratamento e outros que estão em pleno tratamento e precisam de apoio, de boas palavras, para levar em frente essa chance de chegar à cura. Há outros que tentaram e ainda não conseguiram o resultado esperado, e, também, os que foram além do que esperavam, passando por um transplante de órgão em mais uma luta pela vida.

Guerreiros!

Minhas saudades e minha reverência àqueles que não conseguiram vencer a batalha tão valentemente travada, mas que nos deixaram lições de solidariedade, de força, de paciência e de *vida*!

Muitas vezes, a leveza e a brincadeira tornam-se necessárias e importantes para que o fardo torne-se mais ameno. Isso não quer dizer, em momento algum, que não estou preocupada com tudo o que acontece em relação à doença, à divulgação, à legislação, às campanhas, às necessidades de companheiros que não são supridas por maior dificuldade de acesso às informações e mesmo ao tratamento. Procuro fazer a minha parte, pequena, mas sincera.

A luta ainda é grande. Minha solidariedade e admiração aos companheiros que estão na frente de batalha, em outros grupos que fazem um trabalho sério, humano e amoroso com muitos que precisam de apoio, esclarecimentos e encaminhamentos.

Mensagens

Aqui reproduzo algumas mensagens trocadas com amigos do grupo, nas quais os sentimentos são o porto seguro; a amizade, um bálsamo; e o desabafo, um alívio ao coração. A maioria é do ano em que ingressei no grupo e do período de tratamento (2004 a 2006). Existem muitas, pois as recebo diariamente. Coloco algumas para dar uma amostra do que significa "pertencer a", sentir algo a mais por alguém, mesmo distante (inclusive de outros países) – sentimento que todos necessitamos ter e que muito nos ajuda em horas difíceis.

Por motivo de privacidade, uso apenas as iniciais de alguns dos nomes dos amigos do grupo.

Heloísa Amélia Gonçalves Caiado, a Helô, amiga, incentivadora, guerreira vitoriosa nessa luta, viveu e caracterizou sua experiência com a hepatite C em quatro tempos:

O tempo da inocência – em que acreditava que somente o outro pode ter problemas e que sua saúde estava perfeita. Os exames que fazia regularmente nada acusavam de novo. Quando teve de fazer uma cirurgia, os exames de laboratório solicitados acusaram o HCV. Preferiu ignorar, não prestar muita atenção, se poupar de alguma coisa grave, pois já havia passado por muitas em sua vida. Com isso, as providências foram deixadas de lado; tudo estava bem. Foi Alice no País das Maravilhas... Operou-se mediante atestado de um médico infectologista.

Nesse "brincar de faz de conta", como ela mesma diz, as coisas foram caminhando até que caiu em si; 365 dias após saber da novidade, entrou na internet, caiu na página do Grupo Otimismo, que a levou ao Unidos Venceremos. Amargamente percebeu a realidade do que era ser portadora do HCV, um vírus que mudou a sua vida. Pela dor.

Pois o que não se aprende por amor se aprende pela dor. O vírus havia aportado em seu corpo em uma sala de cirurgia onde os instrumentos cirúrgicos estavam mal esterilizados. Sempre fez exames de laboratório de seis em seis meses e guarda numa pasta todos os resultados, de antes e depois. Daí essa afirmativa.

O tempo da dor – dor em se saber contaminada por um vírus desconhecido; em ser discriminada. Dor pela ignorância, a sua e a de todos, sobretudo dos médicos. Dor pela falta de informação, pela insegurança, por sentir-se confusa em meio ao caos descoberta.

O tempo do despertar – despertar na procura, na pesquisa, despertar para a enfermidade, para os métodos alternativos de tratamentos, que muito ajudaram em sua caminhada convencional, pela participação em grupos de apoio a portadores, especialmente o Unidos Venceremos, com o qual se identificou imediatamente, na sua busca no sentido de melhorar a saúde geral, mudando hábitos de vida.

Refletiu sobre o que aprenderia com aquela situação nova em sua vida. Fez Reiki 1 e 2, tornou-se Aprendiz na Universidade Internacional da Paz (Unipaz), participou de grupos de chamanismo diversos, retiros...

O tempo do renascimento – com tudo o que vivenciou, amadureceu, cresceu; mudou os paradigmas que até aquele momento a norteavam. A transformação se deu em todos os campos (emocional, físico, espiritual e comportamental). Tempo do renascer, refazer, renovar: coisas, sentimentos, ações, atitudes, hábitos.

Nesses quatro tempos, que tanto influíram em sua vida, em que passou por dores e alegrias – e que podem acontecer na vida de qualquer uma das pessoas que passam por problemas –, Helô aprendeu muitas coisas, que, segundo ela, hoje a fazem encarar a vida de outra forma.

Fez o tratamento para a HCV, durante um ano, com medicação convencional, no início, doada, pois a Secretaria de Saúde se negava a fornecer a medicação por causa de seu diabetes – que se foi com o tratamento. Negativada, diz-se *curada*. Hoje falam em resposta virológica sustentada, ela aguarda o próximo vocábulo que designe *cura*.

Tem resposta virológica sustentada, continua descontando Imposto de Renda e INSS, desde o segundo semestre de 2001. Procura oferecer ajuda aos outros, assim como recebeu, participando de encontros e de trabalhos que envolvem a divulgação do HCV.

Com a palavra, Helô:

"Venci a hepatite. Mas continuo perdendo a luta para a ignorância dos gestores da saúde, da maioria do povo em geral.

"Necessitamos de pessoas que possam dar continuidade na divulgação desta hepatite. Que não se calem. Como Eli, Carlos Varaldo e Micky, a nossa Grande Mãe do Unidos Venceremos, assim como muitos outros.

"Há de se contar que em quem teve um calo aos três anos de idade, ele vai reaparecer, pois o tratamento potencializa as doenças a que tivemos predisposição durante a vida.

"No meu tempo, íamos somente ao dentista, hoje há equipe multidisciplinar. Montei minha própria equipe naquela época. Sugeri às autoridades. Hoje acatam.

"Ainda continuamos em passo de tartaruga. Mas uma hora teremos o nosso momento de águia..."

Caroline Fernandes Busnardo, fonoaudióloga, 25 anos, portadora de HCV 1a e 1b, biópsia F1A2 (forma e tempo de contaminação desconhecidos), nossa amiga Carolzinha:

"Um dos piores dias da minha vida foi quando eu descobri que estava com hepatite C. Com aquele resultado nas mãos, sem informações sobre a doença, me senti como se tivesse acabado de receber minha sentença de morte. Passado o susto inicial, veio a hora de enfrentar a situação. Contar para o namorado, conversar com o médico, pesquisar sobre o assunto.

"Entre a descoberta da doença e o tratamento leva um certo tempo, que gera muita ansiedade. Durante as minhas buscas, encontrei um grupo de apoio chamado Unidos Venceremos. Num primeiro momento, não me associei; apenas li tudo que continha o site e fiquei bastante assustada, pois lá dizia que o tratamento era severo, com muitos efeitos colaterais. Depois de passar por dois médicos e não ter gostado da postura de nenhum deles, resolvi entrar para o grupo para pedir orientações e, através de uma indicação da coordenadora, encontrei um médico de confiança.

"Antes de começar a tomar a medicação, eu achava que os depoimentos do grupo eram um tanto dramáticos. Acreditava que aquelas lamentações todas fossem um pouco de carência, talvez. Mas, logo após as primeiras doses do interferon, eu senti na minha própria pele o quanto eu estava enganada. Em pouco tempo, muitos quilos e fios de cabelo perdidos, e eu já não sentia mais que eu era eu. Além disso, as dores, os enjoos, a falta de ânimo e de apetite me afastavam cada vez mais da vida que eu considerava normal.

"Logo, eu estava fazendo os meus próprios depoimentos dramáticos e lamentações dos quais eu havia duvidado.

"Acredito que fazer parte desse grupo fez a grande diferença no meu tratamento. Ter orientação, exemplos e apoio de quem já passou e/ou está passando por isso foi primordial durante a minha jornada. Foi de lá que eu tirei forças para tomar cada uma das 42 doses de interferon, para não desistir quando os efeitos colaterais me torturavam, para me lembrar todos os dias que era um tratamento com início, meio e fim, para suportar todas as minhas crises de ansiedade. E também foi lá que eu fiz grandes amigos, que eu trago comigo até hoje!

"Ainda não consegui a minha cura, mas sei que os longos meses que eu passei em tratamento não foram em vão! Meu estado geral de saúde melhorou muito e hoje eu aprendi a enxergar a vida e as pessoas de outra forma. Estou me preparando para um novo tratamento daqui a alguns meses. Dessa vez com uma medicação nova! E estou cheia de esperanças de que dessa vez vai dar certo e com a certeza de que não estou sozinha nesta batalha, pois conto com o apoio de muitos amigos 'de raízes aéreas'."

* * *

Hoje é dia dos Reis Magos... Dia da gratidão!

E daí quero *agradecer*, quero que fique pública, no geral e irrestrito, a minha *gratidão* ao Unidos Venceremos, hoje na pessoa de Micky, que representa cada um que aqui aporta.

Sou grata pela assistência, pelo carinho e compreensão. Para não inchar a minha santinha cara de tanto chorar de emoção, vou ficando por aqui. Amanheci muito sensível, dá nisto. *Obrigada* a cada um de vocês por existirem e segurarem as minhas petecas, assim como de todos que necessitam de um colinho e ombro amigo para chorar.

Beijão no coração e na alma de cada um.
Helô

* * *

L., pessoal:

Essa de encher a caixa (não a cara) é o que nos une. Saber de cada um é que nos proporciona imaginar como devem ser, com suas dores (olha o W. com a gota, mas mesmo assim, anima outros), suas alegrias (olha o D. terminando... olha a E., que já está livre, olha os negativados de carteirinha, enxergando mais claros o céu e o sol *deste* final de ano... Helô, Micky, M.; olha os pintinhos começando... eu; também a E., R. e outros com as maiores esperanças do mundo).

Vejamos os conselhos das mais entendidas, como a Micky, T., Helô, com grande bagagem a oferecer.

Todos procuram seu caminho, mas sem jamais esquecerem os companheiros.

O que é bom para mim, deve ser bom para ele(a) e por aí vai.

Hoje de manhã eu estava na fila, no SMI, para receber a minha cota do medicamento que o anjo dos remédios (deva) preparou para nós (diga-se, Pegasys... não lembra Pégaso, o cavalo alado, lindo, livre?), quando, ao trocarmos ideias e algumas sugestões que dei também, alguém me perguntou: qual médico lhe disse isso?

Respondi-lhe que médico nenhum, mas estudos e amigos que tenho em um grupo "muito Unido", que se ajuda mutuamente.

Ficamos conversando muito tempo e foi gratificante ver a expressão de esperança dessas pessoas ao saberem das novidades, encontros, pesquisas que vêm por aí.

Cada um relatando o que sente, os efeitos, e como contornam isso.

Heróis. Guerreiros. Lutadores.

Eles representam "os cravos do Senhor", L., assim como nós.

Qual Pai quer ver o sofrimento dos seus filhos?

Tudo tem razão de ser; nada acontece por acaso. Estamos, querendo ou não, passando por algum tipo de renovação. Participando de uma corrente cósmica, como você citou. Está nos tornando mais humanos, mais amigos, mais solidários, mais sensíveis, mais amorosos?

Que seja para agora e todo o sempre.

Beijos a todos
Eli (2004)

* * *

Y.:

Bem-vinda à família de hepatoloucos, hepatoalegres, Aqui formamos uma grande família.

Leia as mensagens que saberás quem é quem e como funciona o site.

Quero pedir-lhe que ouça outros médicos, outras opiniões e tire as suas conclusões.

Este conselho vale para todos. Não ficar somente com um diagnóstico, consultar outros especialistas...

Beijão,
Helô

* * *

Olá, C.

Que bom... Mais um anjinho para a lista. Uma garota ainda!

Estou morando aqui há uns quinze anos. Sou pedagoga (sempre trabalhei com educação: direção de escola, professora, coordenadora pedagógica, até que me aposentei em dezembro passado). Eu sempre me senti abençoada pela família que tenho. Tive exemplos maravilhosos dos meus pais, avós e tentei passar tudo o que havia de bom aos meus filhos. Creio que consegui. Mas, olhe, dê um tempo aos seus pais. Na certa eles estão confusos, assustados também e a reação que sabem expressar é essa. Tente conversar com eles. Eles te amam, com certeza. Você é jovem, tem alguém que ama e terá sua própria família.

E pense que muitas e muitas pessoas (Unidos...) estão ao seu lado agora, preocupadas com suas lutas e vitórias.

Também tive uns amigos que acham que não devo participar do grupo. Mas *nós* sabemos o que é bom para nós, não é mesmo?

Quando tive a conversa com o infectologista, chorei muito ao saber da situação. Fiquei desesperada procurando de onde poderia ter vindo isso. Mas há muitas possibilidades segundo o médico (instrumentos cirúrgicos, manicure, dentista, farmácia...), visto que nunca recebi sangue; mas sou "dos antigamentes"...

Ainda estou fazendo exames, alguns não estão prontos...

É sempre uma espera ansiosa, mas tento ficar centrada e tranquila.

Desejo tudo de bom a você; vamos tirar de letra, como você diz.

Beijos
Eli

* * *

Eli,

Ainda bem que descobriu e vai se tratar, se for necessário.

O monstro parece grande e feroz, mas chegando perto vai ver que é um bicho pequeno, acuado, que tem um urro muito forte. Mas corre quando o enfrentamos.

Te

* * *

F.:

Acho que devemos encarar o bicho de frente, por mais feio que seja. Pensei muito e acho que a palavra cirrose é um estigma, por isso assusta tanto. Não é um bicho de sete cabeças...

Como tudo tem uma razão nessa vida, acho que Deus às vezes nos faz parar e pensar coisas que na correria do dia esquecemos de valorizar.

Tudo nos faz melhorar nessa vida...

* * *

W.:

Só espero que aquela luz no fim do túnel (da qual falamos) não seja um trem vindo em sentido contrário...

* * *

D.:

Há uma luz no fim do túnel, sim...

E não é um trem, mas a esperança de cura!

* * *

M.:

Tenha paciência, se prepare moralmente e fisicamente também; tome suas vitaminas e minerais, cuide mais ainda da alimentação, deixe seu organismo pronto para enfrentar o tratamento.

* * *

E.:

Estou levando o tratamento a duras penas, tenho todos os efeitos colaterais... *Help*!

* * *

T.:

Realmente me casar foi um grande passo em minha vida; me dá vontade de viver mais, aproveitar cada dia...

* * *

Micky,

Acabei de ler o e-mail e não tenho palavras no momento para descrever aqui o que sinto. Só não sentirei vergonha de te escrever aqui que escrevo esse e-mail chorando, choro por uma pessoa que não tive o prazer de conhecer pessoalmente, mas a presença dela em minha caminhada desde que entrei no grupo é muito maior que sua presença física.

P.C.

* * *

Que notícia horrível! Admirava muito Gabriela (acho que todos nós). Algumas vezes chegávamos a trocar mensagens por nossos endereços particulares. Nos fará falta. Ficamos com seu exemplo de luta e sabedoria. Como é possível sentirmos tanto a perda de alguém que nunca vimos? Estou muito triste.

R.

* * *

Ainda estou em choque. Creio que de onde está neste momento irá velar por todos nós, o céu está em festa e a terra chora pela partida de Gabriela. Ela me fará muita falta, assim como à família do Unidos Venceremos. E a cada dia nossa família se fortalece, no amor e na dor. Vamos nos dar as mãos, fazer uma corrente de orações por cada um de nós e para que Gabriela esteja bem, junto com N., J. e C., de Portugal.

* * *

O Unidos está a esta hora reunido no céu, e nossos amados enviam ondas de amor a cada um de nós para que possamos superar todas as dores.
Te cuida minha grande amiga e irmã.
Beijão e obrigada pela atenção.
H.

* * *

O Unidos é meu companheiro de quase todas as noites. Ainda que curado, não posso me esquecer de quem muito me ajudou. E nós que estamos há mais tempo no Grupo, temos que compartilhar nossa experiência. É para isso que o Grupo existe. Fica tranquila que você tá com todo o jeito de que vai ter sucesso nos seus exames. Vai ser uma emoção muito grande!
C.F.

* * *

Fala, M.
Por acaso é você mesmo aquele da lista, mas como na semana passada você estava meio "ocupado" achei melhor não incomodar. Achei

interessante identificar o povo que está no mesmo ponto, pois a dúvida de um pode ser a do restante e ainda pode surgir na mesma época. Também dá um pouco mais de segurança ter uns companheiros no mesmo "assento" do ônibus HCV. Só espero que a estrada seja de primeira...

Quanto ao álcool, cortei de vez. Já bebia bem pouco, mas agora zerei.

* * *

Olá a todos!

Hoje peguei o meu segundo hemograma. Deu quase tudo dentro do esperado. Os leucócitos e neutrófilos melhoraram um pouco em relação ao primeiro mês. No entanto, o TGP insiste em ficar acima do limite. Deu 54 (ref. 43). O TGP deveria baixar durante o tratamento ou não? Se sim, em quanto tempo? Outro valor muito alto foi a ferritina. Eu sabia que ela daria alta, mas atingiu 1.000, sendo a referência 200 ng/ml. Ainda não levei os exames para a médica, não gostei do TGP e da ferritina. Será que estou encucado à toa?

Abraços a todos.
M.I.

* * *

Falou R.,

A gente fica de mau humor mesmo, e tem que tomar cuidado pra não magoar quem tá perto da gente. Minha mulher tem me dado a maior força, cuida de mim, se preocupa com a minha alimentação, vai comigo nas consultas, tá me ajudando muito... às vezes por uma coisinha qualquer dá vontade de explodir mas eu seguro a onda, com as crianças também, afinal ninguém tem culpa, né?

Nem os "parmerense" me tiram do sério, viu Mauricio, nem os tricolores, mais duas rodadas e a gente passa... o Santos que vai ser pauleira buscar...

Abração...
W.R.

* * *

Oi pessoal,

Passei outro sábado do cão, menos que o primeiro mas muito "punk" ainda. Uma dor de cabeça muito forte atacou a sinusite. Vai ser f*** aguentar mais 46 finais de semana assim e ainda piora no final...

Eu nem estava mais tomando cerveja sem álcool, pois são todas muito ruins, aí vi no supermercado a cerveja sem álcool da Belco, gostei, é a que mais parece cerveja mesmo, mas vamos esperar pela da Brahma...

Abraço a todos,
W.

* * *

Olá, amigos hepatoalegres!

Salve! Grande Micky e todos que fazem a comissão de frente desta família! Não sei se vocês estão lembrados, mas, em razão de uma queda vertiginosa das minhas plaquetas, tive que interromper o tratamento há mais ou menos um mês, quando faltavam apenas cinco ampolas para terminar! Entrei em desespero, chorei que nem criança! Passava de tudo na minha cabeça, principalmente, o fato de ter me submetido ao tratamento por quase um ano e meio (seis meses com o alfa e quase um ano com o peguilado, sem pausa para intervalos), mas infelizmente, o corpo não aguentou e pensei que iria morrer na praia, por causa de cinco míseras ampolas!!!! Fiquei revoltada, com a vida que me deu o HCV, com a médica que interrompeu o tratamento e com as minhas malditas plaquetas que não me deixaram concluí-lo! Escrevi para o grupo e recebi a palavra reconfortante de grandes amigos, entre eles, preciso citar mais uma vez as minhas queridas mãezonas, Micky e Helô, que disseram para não desesperar, pois alguns médicos acreditam que, quando concluímos ao menos 80% do tratamento, o resultado seria equivalente a se tivéssemos feito ele todo. Acredito que deva haver uma margem de erro e por isso, aumentam um pouco o tempo do tratamento... Bom, passado aquele momento aterrorizante, realizei o primeiro exame HCV-RNA após a interrupção do tratamento e o fato é que: *Viva!!! Viva!!! Viva!!! O danado está negativado!*

É isso aí gente, está negativado!!! Sei que ainda terei que fazer outros exames daqui alguns meses, mas tenho certeza que ele permanecerá assim, *negativo!* Mas o que interessa neste momento é a alegria que estou sentindo e que preciso dividir com todos vocês que me acompanharam e me deram tanta força. E também para dar uma força a todos que estão em tratamento ou que ainda estão na dúvida se devem ou não iniciar.

Conheço bem o desespero que sentimos de vez em quando, afinal, encarar o tratamento não é fácil, o corpo e a mente reclamam, mas não desistam! Afinal, a meleca funciona! E vocês verão que vale à pena! Beijos a todos,

W.

* * *

W, querida,

É como eu falei para o R. A gente faz como pode, o que a gente pode. O importante é estar presente, é se fazer sentir presente. É uma corrente do bem; eu te ajudo e você ajuda o seu vizinho e o vizinho ajuda o que está ao seu lado e assim vamos seguindo. Eu acho que a gente faz muito mais ajudando quem a gente vê que precisa do que tentando fazer alguma coisa num âmbito maior do que isso, porque eu sei que não dou conta, que não depende de mim e não gosto de colocar expectativas – se eu vejo que você precisa, e que eu posso facilitar sua vida, te ajudo. Não adianta nada tentar fazer para a sociedade toda. Se cada um ajudasse aquele que ele vê que precisa, não teríamos tanta maracutaia, tanta gente falando, mas sim mais gente trabalhando. Para mim o mais importante de tudo são *vocês* do Unidos!!

Mil beijos W.

* * *

Oi, Mãe Eli,

Ontem fiz a minha biópsia hepática. Cheguei às 11:30 e só saí as 19:00. No exame em si foi tudo ok. Mas assim que acabou tive uma queda de pressão muito forte, agravada pela dor no ombro que também veio pra arrebentar. Fiquei, não branco, mas transparente e tremendo todo por uns quinze minutos. O médico disse que era a defesa do corpo frente à dor e à baixa glicemia. Disse também que a segunda punção teve mais resistência que a primeira, o que me leva a crer que deve ter atingido uma área nervosa do fígado mais sensível, causando dor maior que a esperada. Mas depois de uma hora tudo ok, sem dor, corado de novo e pressão de volta a 12x8.

E vc como está? Está melhor? Te achei meio *down* da última vez... Ando sumido né?

Coisas de "filhusco" adotivo relapso... mas recebi seus e-mails e vou respondê-los. Vou colocar uma ordem no meu escritório e arrumar mais tempo.

P.

* * *

T:

Nada com o vírus, o vírus não me incomoda assim, eu tenho que colocar uma prótese, mas me recuso terminantemente, então "aguenta dor". Realmente o pessoal daqui é muito nota *millllllllll*, tem poucos dias que cheguei e já me sinto parte dessa família, já tenho muitos amigos, trocamos mensagens em particular, a Grande Micky e seus pupilos estão muito mais atualizados que a maioria dos hepatos ou infectos, e o calor humano... tá saindo fumaça, rsssssssss. Desejo de coração que você não tenha confirmado os bichinhos, que quando você abrir seu anti-HCV veja bem grande: *negativo*. Porém se o resultado for outro... não é o fim do mundo e, pode ter certeza, aqui é o melhor local pra você, literalmente uma família consanguínea, nossos bichinhos devem ser todos parentes, por tabela nós também.

Abraços,
Gracinha

* * *

Fiquei super feliz ao encontrar tantos e-mails de boas-vindas. Preciso até me conscientizar que faço parte de um grupo como esse, pois por enquanto ainda estou na fase do susto. Obrigada por me receberem tão bem, e procurarei ser uma companheira legal nesse tão novo caminho.

M.T.

* * *

Oi, M.,

Desculpe se te assustei. Não era essa a minha intenção. Quis dizer que o maior perigo do HCV é que infelizmente muitas pessoas só descobrem que tem o vírus depois de muitos e muitos anos. Como você já sabe que tem, pode tratar e se curar. É isso.

Um abraço.
M.

* * *

E.,

Estamos as duas tal qual pilotos de provas, prestes a iniciar a corrida. A torcida... Unida! Ainda bem. Porque creio que teremos que dar umas pedidas de socorro, "pedir água" etc., de vez em quando. A sua talvez comece primeiro do que a minha, pois ainda não recebi a medicação. Espero há uns vinte dias. Para você demorou assim, após todos os exames, prontuário, "carteirinha" etc.? Bem, espero ganhar a corrida e receber o meu troféu tal qual a Micky, Helô e outros colegas do grupo. Vamos ver o que acontece conosco. Que seja tudo de bom....

Abraços
Eli

* * *

Tome tenência, nossa poetisa. Vá e enfrente a situação. Conte com a nossa força e coragem, vamos passar essa energia à sua pessoa. E vamos deixar os lá de cima tranquilos.

Helô

* * *

Hoje o dia está lindo, o céu azul, o sol maravilhoso e "aquele frio"!
Era para eu ter ido fazer os exames. Não tive coragem. Adiei para amanhã.
Como se isso adiantasse ou mudasse algo...

Eli

* * *

Para todos uma boa notícia: continuo com o vírus inativo, tudo normal, nada de tratamento por enquanto!

A.

* * *

Oi Luiz Eduardo,
Então te desejo novamente e em dobro, pra você e todos que não receberam: *"Feliz Ano-Novo! Cheio de luz, bênçãos, saúde, sabedoria, paz, alegria e que a felicidade grude no seu pé e nunca te abandone"*.

Beijocas,
Gracinha (1/1/2005)

* * *

Que 2005 seja cheio de boas notícias!!!
"E se eu chorar e o sal molhar o meu sorriso não se espante, cante que teu canto é minha força pra cantar..." (Gonzaguinha)

Amo vocês.
E. (1/1/2005)

* * *

Eli, Helô, R. e W.

    Meus queridos amigos,

    Muito obrigada de coração. Meu desejo é que neste ano que se inicia, todos recebam muitas bênçãos e tenham muitas alegrias.

    Com todo o meu carinho,

                                                  M. (1/1/2005)

* * *

Amigo(a),

    Talvez não tenha sido o que esperamos, mas foi um ano bom, pois conseguimos chegar ao final dele. Talvez não tenha sido um ano alegre, mas houve momentos de sorriso; muitos derramaram lágrimas internas, por dores em sua alma. Talvez não tenha sobrado dinheiro, mas muitos perderam tudo, inclusive a dignidade. Outros perderam a vida. Muitos. Talvez não se tenha encontrado o amor, mas muitos perderam o amor próprio.

    Talvez você não tenha recebido um sorriso, mas lembre que você o deu, e pode ter certeza, ele aqueceu um coração. Sobraram poucos amigos, mas com estes, tenha certeza, você pode contar. Nessa caminhada houve momentos em que quase desistimos, mas muitos ficaram pelo caminho, por não resistir à pressão, e seus corações falharam.

    Talvez você reclame das dores que lhe incomodam, mas muitos só descobriram a dor tarde demais e se foram. Consultando o banco, muitas vezes vi um saldo negativo; analisando meu corpo tenho algumas dores; alguns não encontraram um grande amor, derramei algumas lágrimas, talvez perdi falsos amigos... Cá estou no fim de mais um ano, cansada com algumas coisas, mas com a certeza de que, apesar de tudo, me sobrou você, sua amizade, muita força para recomeçar mais uma etapa; é só encher o pulmão, e caminhar. Peço que me perdoe as falhas, os momentos de ausência, mas, tenha certeza, se errei não foi por mal. Receba os desejos de muita felicidade nesse ano que se inicia

Grande abraço de esperança da Eli (1/1/2005)

* * *

A. querida,

Só esqueceu de ir ao acupunturista!! Eu estou sentindo dores ultimamente nas pernas e no quadril e tenho certeza que é resto de interferon e riba. Acordo inchada nas mãos e nos pés e tenho que alongar antes de sair da cama. O negócio é que a gente atingiu a idade do condor – com dor aqui, com dor ali e assim vamos vivendo!! Uma das consequências tanto da hepatite C quanto do tratamento pode ser a fibromialgia, que é uma dor generalizada e descoberta recentemente – deve ser a tal olioesculhambose crônica e ativa!! A fibromialgia é normalmente tratada com terapia (pois dá depressão, é claro!! acordando e dormindo com dor quem não entra em depressão!), relaxantes e acupuntura.

Amanhã eu vou retomar a acupuntura antes de ir a qualquer médico e se não resolver, daí eu vejo o que faço. Eu também não aguento estas dores. Nem consegui dançar direito porque doía o quadril e repuxava na perna, daí pegava o joelho e assim vai... A gente sara de uma coisa e recebe de prêmio uma outra. Não aconselho a cortisona porque é paliativa – só trata o sintoma e não a causa. Em emergências pode até ser, no último caso, senão, tenta outra coisa.

Um beijo sem dor!
Micky

* * *

Gente amada:

Quero desejar a todos um ano-novo 2005 vezes mais cheio de paz, alegria e principalmente saúde... Um pouco de grana não seria mal também, mas isso é detalhe, né?

Ontem não resisti e fui jogar futebol. Sem preparo físico, treinamento, sem nada... Andei em volta do campo por vinte minutos e entrei no jogo. Bom... Entrei é modo de dizer, pois o vexame foi grande. Parece que a bola não me conhece mais. Será que o peg e a riba me mudaram tanto assim? Para resumir: Consegui terminar o jogo em pé e apesar das dores musculares (já esperadas) e a falta de ritmo de jogo... *Estou vivooo*!!!! Pretendo me desintoxicar do tratamento suando bastante, que acham? Passei o dia todo no clube, joguei, fiz churrasco, pesquei e no final ainda levei gente para casa. Graças a Deus meu humor está melhorando e aos poucos vou sentindo amor pelas pessoas novamente.

A todos, um grande e forte abraço.

Micky... Que viagem linda você fez... Você merece garota!!!!

D.

* * *

Pessoal,

Vou fazer um resumo da história do tratamento do R. Vírus t. Tratado com interferon em 93 sem resposta e agora, fibrose 2, começou o tratamento. Em 13/11/04, tomou a primeira dose do peguilado + ribavirina. Após a sexta dose, 24/12, o médico pediu para mensurar novamente a carga viral. Pegamos hoje o resultado e a carga dele que vinha sempre como "incontável", ou seja, acima de 800.000 cópias, caiu para 567.177. O S., médico dele, não gostou muito.

Disse que se tivesse caído para 100.000, ele teria 80% de chance de ficar indetectável.

Confesso a vocês que eu estava com tanto medo de não ter caído nada e ele ficar mais pra baixo do que já anda que estou rindo à toa. Desculpem a mensagem grande falando do meu próprio umbigo, mas eu precisava dividir com alguém, e ao mesmo tempo, acho que dá um certo ânimo para Eli e a turma que começou quase junto com ele, a levar essa barra.

Um abraço e saúde!
R. (3/1/2005)

* * *

Viva! Insônia... Eu tenho, a M. tem, o L.H. tem... não sei mais quem tem, mas como você, eu não tinha, só quando alguma coisa me preocupava. Agora continuo com a bendita insônia, já parei o tratamento há onze meses. Mas um dia melhora, eu espero.
Um abraço.
Estou aqui no Rio, derretendo de calor.
S.R. (5/1/2005)

* * *

Se eu fosse colocar aqui toda a nossa jornada juntos, precisaria de outro espaço, bem maior...

Estamos juntos até hoje, recebendo os novatos, apoiando os que já estão, os que chegam e aqueles que ficam somente nas leituras, mas de vez em quando colocam seus pareceres, mostrando que estão atentos ao desenrolar dos diálogos do grupo.

Muitas vezes, brincamos uns com os outros, temos essa liberdade pelo tempo que estamos em contato... É um apoio a mais, que o amigo talvez estivesse precisando naquele momento. Pois temos a noção, a consciência de que a vida é muito valiosa, mesmo em dias de menores expectativas ou de maiores preocupações.

Mas nem só de alegrias são nossos dias, tivemos também perdas de amigos queridos, que estarão sempre presentes em nossa memória pelo exemplo de luta, de perseverança e carinho que deixaram. Lutaram, tentaram, mas a resposta é diferente para cada um, somos diferentes, cada um, um ser especial.

Minha homenagem aos transplantados do grupo. Guerreiros, lutando pela vida... Temos amigos que chegaram ao transplante e vivem suas vidas com qualidade, saúde e bem-estar. Outros, em preparação, com indicação para o mesmo procedimento, que, com certeza, nos trará alívio e alegrias.

Nossa emoção, imensa, nesse ano de 2008 foi o transplante bem-sucedido do nosso companheiro LE (Luís Eduardo). Companheiro fiel, amigo, presente, nos deixou de "coração na mão", caminhamos com ele durante todo o tempo, apreensivos com a sua sorte, mas mostrou que a *vida* vem até nós da maneira que menos esperamos.

Em 2009, o transplante bem-sucedido do amigo Wagner Ferreira, que nos deixou igualmente felizes, pois acompanhamos sua luta, sua força e finalmente sua vitória!

Palavras lindas, mágicas, do meu amigo LE, o Luís Eduardo (que pertence ao grupo Unidos), um guerreiro recentemente transplantado do fígado, traduzem toda essa dose de esperança, agradecimento e amor à vida... pela experiência que passamos, cada qual a seu modo, mas todos na mesma jornada.

* * *

Prezados UVanianos

Por razões que a minha razão muito bem conhece, fui fuçar as mensagens deste fórum a partir do dia em que aqui adentrei. Quantas curas, quantos retratamentos, quanto desespero, quantas alegrias, quantas tristezas, quantas comemorações, quantas discussões bobas, inclusive nas que me meti, quanta água rolou embaixo desta ponte UVaniana em quase quatro anos, eu presenciei. Quantas pessoas conheci e travei diálogos, quantos apareceram, fizeram reverências e sumiram. Quantas eu percebo que estão atrás de moitas transparentes com medo de se expor ou porque não se interessam em participar. Quantos amigos e amigas me confortaram em momentos mais pesados.

De um simples infectado passei a um temeroso encaroçado e agora um feliz transplantado. Que viagem estou empreendendo nesta nave espacial, Gaia, em companhia da mais fina flor de infectados com HCV, que se apoiam e trocam tanto queixas quanto amor. Que círculo de amizade fantástico, que energia mágica que nos envolve que, com certeza, nos ajuda a curar da roedura que estas pestes virulentas provocam em nosso Figueiredo (irk, me lembrei do último ditador...).

Falta ainda muita estrada para todos nós, mas começo a perceber que estamos caminhando já sem tanto medo. Como eu disse quase quatro anos atrás, as novas drogas mais eficientes a serem lançadas no mercado ainda estão longe. Depois teremos que ficar na expectativa da saúde pública adotá-las. Entretanto, a proporção de cura está crescendo em virtude de novos coadjuvantes e outras sistemáticas de tratamento introduzidas, ainda se usando o interferon tradicional e o peguilado. Mesmo assim, antes mesmo da adoção destas novidades, tem muita gente aqui no grupo que fica de fora, pouco escrevendo, e quando escreve vem gritando "*Zerei!!!*". E nós todos vamos zerando juntos e aos poucos.

Um dia eu falei que pensava naquele que estava vivo, mas que viria a falecer e doar seu fígado para mim. Senti-me muito culpado com a história de quase desejar que ele fosse rápido. Hoje percebo que esta é a renovação da vida. Esta é a esperança da qual tive medo, pois não queria admitir o transplante.

Confesso que não é agradável ver a cicatriz, ter o abdome duro como pedra, deformado, meio inchado, como se eu fosse um bebedor inveterado de um "chops", sempre acompanhado de vários "pastéu". Desculpem-me desvairados da Pauliceia (Abri parêntesis. Não escancarei não). Respeito a minha Nutribela, a quem vou visitar e só não a visitei antes porque ela está com um problema em duas vértebras e acamada. Mas, semana que vem, vou vê-la e retomar a minha dieta, da qual só aboli o leite de soja e o pão sem glúten, mas uso o integral. E foi só para curtir um pouco a liberdade, depois de quatro anos de vida espartana de fazer inveja a sufis indianos e monges famintos tibetanos – fora do Tibete, China!! Vocês acreditariam, que até agora, depois do transplante nem um mil-folhas eu comi? Só tracei meio "cartola" (mentira LE, foram dois), um doce veneno nordestino, uma camada de queijo bem gorduroso, outra de banana frita coberta com uma grossa crosta de açúcar e canela – nham...

O fígado que recebi do jovem "Severino", Biu para os íntimos, de apenas 35 anos, trouxe-me uma tranquilidade relativa. Estou renovado, mas ainda sob efeito dos carcarás classe C, genótipo 3. O que vem pela frente vai ser tratado na hora certa. Não vou ficar imaginando coisas, porque quem morre de véspera é o peru.

Já me esqueci das dores do "parto duplo", mas não do pensamento que me ocorria ocasionalmente: como sairia da sala de operação, se sairia vivo, porque eu acredito em estatísticas. Naqueles 2% que não saem eu poderia estar incluído...

Tudo isto para dizer que transplante não é bicho de sete cabeças, existe risco sim, mas é mínimo e as rejeições ocorrem, mas são raríssimas e sempre há um doloroso retransplante, mas só quando o primeiro fígado, o original, estiver nas últimas e o corpo completamente enfraquecido, totalmente descompensado. Mas, por que vou pensar nisto, se antes tenho que aproveitar a maré das minhas plaquetas pairando em valores nunca dantes navegados, para, quem sabe, em um ano entrar nos I+R? Aí vocês verão a minha fibra. Fibra de pano de segunda classe e podre. Sim, companheiros. Vou decepcioná-los.

Não tive tanto medo do transplante, talvez porque a ficha nunca tenha caído, ou porque eu tivesse um equilíbrio emocional considerável (viva meu psiquiatra de plantão, Santo Benilton), mas me borro (ops...) só de ouvir falar neste coquetel "bendito". Aí, depois de livrar-me destes seres menores que a graduação microscópica, vou realmente encher a cara de mil-folhas... Mas só por algum tempo. Juro. Para finalizar, já que me faço mais extenso que um comboio ferroviário de transporte de minérios, desejo que todos trilhem o mais breve possível este caminho pedregoso dos I+R, aguentem o tranco, pois (aqui vem um provérbio árabe) "por mais longa que seja a noite o dia sempre raiará". Adoro vocês todos, não vou ficar dizendo quem, mas, quem eu mais adoro aqui é a Minha Alva Anja, Micky, que um dia vai ter uma estátua na praça com uma placa: "Jamais se abateu".

Que a Luz Divina continue nos iluminando assim como aos nossos esculápios.

Abraços aos companheiros e beijinhos nas minhas adoráveis companheiras, verdadeiras heroínas.

Luís Eduardo Taddei, LE (06/2008)

COMPORTAMENTO PSICOSSOMÁTICO

Entrega...

Entreguei para o mar
O ano que se foi...
(como se o ano se fosse...)

os dissabores, as tristezas
mas também
os dias de infinitas belezas

os espinhos, mas também as flores
o arco-íris dos meus simples amores
a roda-viva das vividas dores...

Entreguei para o mar
os dias de tempestades,
os lamentos, as saudades
um pensamento fútil, as vaidades
Momentos de intensa verdade...

Recomeçar,
renascer,
reviver
Sorrir, amar,

chorar, vencer.
A chama da vida,
segura...
no coração a reacender
como chama eterna
– pura!
Eli Angela – Janeiro de 2006

Em muitas leituras que faço, encontro depoimentos de médicos ou profissionais sobre a importância dada hoje ao comportamento psicossomático, às emoções que podem influir na cura de um paciente.

Cada vez mais podemos notar que há relação entre doença e sentimentos represados, abalos emocionais, que, se devidamente cuidados e encarados com seriedade e carinho, podem mudar o rumo de uma doença.

Reflexões sobre o comportamento psicossomático
Carmencita Ignatti,[4] Clínica Holística de Peruíbe

Apesar do parentesco, minha ligação com a Eli veio pela pintura, em aulas de aquarela, em sua casa cheia de gatos. Aliás, foi por ela que considerei a hipótese de ter gatos um dia, quando fosse "gente grande" e tivesse minha casa, onde ninguém, ninguém mesmo, desse palpite!

Na época eu não poderia imaginar o quanto são adoráveis, inteligentes e companheiros os felinos e, também, o quanto nossas vidas tomariam caminhos diversos e menos ainda que receberia um convite para participar deste livro!

Inevitável o aturdimento quando nosso corpo se rebela e apresenta alguma avaria mais séria! Procuramos respostas em livros, estatísticas,

---

[4] Graduada em Enfermagem e Obstetrícia, especializada em Administração Hospitalar e em Enfermagem do Trabalho, mestre em Filosofia da Educação. Escreveu este texto exclusivamente para o livro.

profissionais e se sabe lá onde mais, até que, com ou sem as respostas que esperávamos, a certeza de que o algo errado é concreto e, o que é pior, grave, contagioso, incurável e tantas outras classificações oficiais conhecidas e até desconhecidas!

Como? Onde? Quem? Por que eu? E agora? Uma sucessão de dúvidas, de buscas, de exames, de opiniões e o fatal processo do negar, rebelar e finalmente aceitar. Medo, angústia, raiva, noites mal dormidas, constrangimento, choro e ranger de dentes perante um futuro incerto e não sabido...

Uma leitura metafísica nos leva a reflexões interessantes acerca de distúrbios do fígado causados por um "invasor fatal". Na ótica da psicossomática, o fígado é o responsável pela escolha do que nos é bom ou ruim, saudável ou não, entre as situações "deglutidas".

Freud já se preocupava com a relação entre psiquismo e doença, mas historicamente medicinas ancestrais, como a chinesa, a indiana, a xamanista, a egípcia e a grega, já mencionavam a importância desse magnífico órgão para a saúde ou doença.

Quem já não ficou verde de raiva? Quem já não quis comer o fígado de alguém? Quem já não teve um inimigo figadal? Quem não conhece alguém bilioso?

Autores metafísicos entendem o fígado como um local em que se armazenam raiva e demais emoções primitivas cujo adoecimento pode significar queixas crônicas relativas àquilo que, por algum motivo, não se pode resolver, sentimentos de responsabilidade, impotência, permissividade ou incapacidade, acompanhados de mal-estar e autopunição inconsciente, que fragilizam as defesas e justificam as invasões por agentes patogênicos.

Assim, hepatites de qualquer etiologia estão relacionadas à resistência a mudanças por padrões cristalizados de medo ou raiva e infecções, à amargura oculta ou aparente ou à falta de alegria em dado momento da vida.

Tanto a psicossomática, quanto opiniões metafísicas ou acadêmicas são unânimes em afirmar que cada indivíduo tem seu próprio modo de ser saudável, adoecer e se recuperar ou não. Atitude frente aos desafios e riscos, mudanças de comportamento e estilo de vida e equilíbrio emocional são fundamentais na determinação dos quadros gerais de cada ser humano.

A literatura relata casos de cura considerados improváveis, tanto de doenças quanto de acidentes. Por outro lado, mortes súbitas ou inexplicáveis também ocupam os periódicos destinados ao estudo da morbimortalidade.

Na perspectiva holográfica, não dá para separar saúde de modo de vida. Temos alguns exemplos disso no rol de distúrbios associados a estresse, poluição, má alimentação, questões socioeconômicas e formas não ecológicas de existir.

Os consultórios médicos estão repletos de hipertensos, depressivos, bulímicos, obesos mórbidos, anoréticos, psicóticos, cardiopatas, gastrites, enterites e demais "ites" e "oses", além das inúmeras "ões"!

As queixas remetem a dores generalizadas que "andam", insônias, desânimo, fadiga, distúrbios digestivos e do apetite, palpitações, falta de ar, opressão no peito, sensação de que algo ruim vai acontecer, queda de cabelos, unhas quebradiças, irritação, tonturas, choro convulsivo, hipersensibilidade, alergias, falta de memória e concentração e distúrbios neurovegetativos.

Em anamnese mais apurada, as referências são amargura, solidão, repressão, insatisfação no casamento ou trabalho, filhos problemáticos, alcoolismo ou drogadição na família, desarmonias diversas, violência, apatia, frustrações, incapacidade para compreender e aceitar fatos que diferem totalmente das fantasias e ilusões projetadas.

As frases mais comuns são "tenho mágoa de minha família (pai, mãe ou ambos)", "meu marido não me dá atenção" ou "não aceita algo em mim" ou "em minhas crenças ou propósitos", "não me reconhecem", "não me dão valor", "sou incapaz", "não tenho a aparência que desejo", "se eu pudesse", "se eu tivesse", "se alguém fizesse algo por mim" e, fatalmente, o jargão "a culpa é de...".

O cotidiano gira em torno de tarefas repetitivas e automáticas, de um eixo central externo – o marido, os filhos, o lar, o trabalho e por aí vai. A TV ocupa um espaço considerável e, para quem isso é possível, a conexão à internet ajuda nos processos de alienação, para que a constatação da realidade não seja tão contundente e dolorosa.

A doença aparece como um convite à reflexão, um caminho para a mudança de padrões que se repetem sucessivamente. Nessa encruzilhada, vamos encontrar duas categorias definidas em arquétipos bem conhecidos por todos nós:

- o mártir, a vítima: Coitado de mim. O que fiz para merecer isso? Será que agora vão me dar valor? Sabia que ia acontecer... Eu não disse que eu era azarado? Eu não falei que se isso continuasse ia acabar comigo? Está vendo o que você fez comigo? E outras frases que podem ser acrescentadas à vontade do leitor.
- o herói: OK, *baby*, agora que está assim, vamos ver o que podemos fazer para sair dessa!

Convém lembrar que, tanto o herói, se não tomar cuidado, pode virar mártir, quanto o mártir, se tomar atitude, pode tornar-se herói.

No caso deste livro, nossa heroína foi à luta, esperneou, contestou, pesquisou, tratou tanto do biológico, quanto de seu emocional-espiritual e conquistou o que está aqui relatado – a vitória!

Nosso coração é sábio e sempre nos conduz ao melhor caminho quando o ouvimos. Estamos condicionados a dar mais importância ao julgamento alheio do que às nossas vontades e necessidades. Fomos educados, por equívocos de etiqueta e dogmas religiosos, a ser submissos à vontade do outro. Confusão de conceitos sobre ser educado, caridoso, obediente, pacífico ou condescendente, dar a vez, ceder espaço, calar opinião, reprimir sentimentos "feios", abaixar a cabeça, não revidar e tantas outras barbaridades introjetadas em nosso inconsciente e até mesmo em nosso DNA, que se tornam diretamente relacionadas ao aparecimento de doenças como uma forma de expurgo, explodindo ou implodindo, de acordo com a personalidade de cada um.

Amarrotar o coração com mágoas e ressentimentos, massacrar o cérebro com falatórios incessantes, afogar a respiração com dúvidas e receios, aprisionar músculos e tendões para conter reações e envenenar o fígado com lágrimas escondidas ou represadas – porque "não cai bem", "não é ético", "o que vão pensar?", "que exemplo estou dando?" ou porque "podem despejar em minhas costas que eu dou conta" – já levou e vai continuar levando muita gente para o hospital, cadeira de rodas ou cemitério!

Deixar o coração falar é expressar sua verdade com naturalidade, de forma segura e delicada, mesmo que não haja concordância do outro. É colocar em prática o que lhe faz bem, sem dar crédito a pressões de quem pensa diferente. É caminhar com leveza, mas com determinação, em estradas que você quer conhecer, do seu jeito, no seu ritmo. É fazer escolhas sobre o que lhe faz bem abertamente, sem disfarçar para que não seja percebido!

Vejamos algumas dicas diárias significativas para a saúde:

1. Você é problema seu! – Não entregue a ninguém o controle de sua vida.

2. Cuide da sua vida – Deixe a cada um que procure o que é melhor para si e não permita que lhe coloquem limites, tampouco limite os outros.

3. Você já ouviu seu coração? – Com certeza ele tem aprovações e alertas a seu respeito para ajudá-lo com suas escolhas.

4. Você já respirou profundamente? – Quando damos atenção a nossa respiração favorecemos nosso consciente e também nosso inconsciente a tomar as melhores decisões e a filtrar o que nos é saudável.

5. Você disse não quando teve vontade de dizê-lo? – Gastamos energia e nos intoxicamos quando não somos verdadeiros com nossos sentimentos, produzindo lixos orgânicos e emocionais.

6. Você já deixou sua criança interior se manifestar? – Querer bancar o 100% certinho é perda de tempo, energia e prazer irrecuperáveis.

7. Você já se permitiu falhar sem culpa, pelo menos uma vez no dia? – Quando criamos esse hábito saudável, ficamos menos pesados e amargos conosco e, principalmente, com as pessoas com que convivemos. Perdoe-se e perdoe mais – eis um santo remédio!

8. Você já se libertou de expectativas? – Elas nos limitam e impedem a expansão de novas possibilidades, além de favorecer frustrações desnecessárias.

9. Você já praticou a aceitação? – Permita-se perceber que tudo está como tem de ser e estar e saia da dualidade de bem e mal, certo e errado. Você vai se surpreender com o resultado.

10. Você já colocou a percepção no lugar da ideação? – A mente tenta controlar, enquanto o coração deixa acontecer. Perceba sons, aromas, sabores, energias, sentimentos, sem emitir classificação e juízos – treine o hemisfério direito.

11. Você já se deu um presente? – Agradeça-se, premie-se, sinta-se merecedor de um mimo, de um passeio, de uma traquinagem saudável.

12. Você já compartilhou algo de si com os outros? – Você tem sempre algo muito bom a doar, o que lhe fará muito bem.

13. Você já agradeceu e celebrou algo desde que abriu os olhos pela manhã? – A gratidão é companheira inseparável da felicidade e, por consequência, da saúde! Conecte-se com as forças divinas e alimente seu corpo e sua alma.

14. Você já reservou um momento para reverenciar a Natureza? – O milagre da vida se repete incessantemente na fusão dos elementos. Por meio do contato com a Natureza, recorde-se de que seus elementos também se fundem e se renovam a todo instante.

15. Pratique o desapego e o desprendimento – Abandone a necessidade de controlar, de ter respostas e razões para tudo, de impor sua vontade e opinião. Se você não atrapalhar, a própria dinâmica da vida coloca tudo no seu devido lugar e todos aprendem e amadurecem.

Poderia continuar a descrever atitudes saudáveis, mas com essas seu ser inteiro determinará o que melhor convier a seu equilíbrio e aprendizado.

Nascemos fadados à evolução. A cada dia surgem extraordinárias oportunidades de crescimento que podem ser usufruídas como desafios, se optarmos pela atitude curiosa do aprender, ou como dificuldades, se nos posicionamos no condicionamento do sofrer.

Experiências com o comportamento de partículas no âmbito da Física Quântica já demonstraram que atraímos e materializamos eventos onde colocamos nossa atenção, ou melhor, nossa intenção. Somos o que pensamos, criamos e recriamos nossa realidade a todo instante, de acordo com o grau de emoção que colocamos em nossas projeções e desejos.

Assumir total responsabilidade sobre o resultado de nossas escolhas, confiar, entregar, agradecer, sentir-se merecedor são atitudes que nos permitem viver as experiências em plenitude, abolindo os sentimentos opressivos e limitadores do medo e da culpa, permitindo que condições saudáveis se estabeleçam para nós.

Em homenagem a esta guerreira poeta, lembro uma oração de agradecimento dos índios dacotas:

> Mãe Terra muito linda, que dá o brilho às nuvens
> Mãe Terra poderosa, que dá a cor às flores
> Mãe Terra fulgurante, que brilha em nosso espírito
> Mãe Terra, mãe da vida, ó generosa mãe.
>
> Eu agradeço a vida, eu agradeço a chance
> De respirar aqui, de poder pensar agora
> Eu agradeço o sangue que corre em nossas veias
> A seiva do espírito que anima o mundo inteiro.
>
> Eu agradeço os olhos que veem energias
> Eu agradeço a luz que ilumina nossa casa
> Mãe Terra, mãe querida, que aquece nosso espírito
> Eu agradeço a vida que eu tenho agora.

Lory Eagle Eye

AS EMOÇÕES E A DOENÇA – UMA REFLEXÃO

> Uma doença infecciosa não é o produto apenas de uma bactéria ou vírus, mas decorrência da participação do indivíduo em sua totalidade, do corpo e da mente, na "aceitação" ou "rejeição" ao vírus ou à bactéria.
> *Alfred Adler*

A vontade de viver é decisiva na luta pela sobrevivência. A determinação, o otimismo e a fé "removem montanhas", podemos assim dizer.

Quando uma doença aparece em nossa vida, não podemos nos culpar por havê-la contraído, ou por sermos incapazes de curá-la.

A doença não nos apareceu "por causa de" (eu sou má ou mau; é castigo divino; e coisas do gênero...), mas pelo fato de uma bactéria ou um vírus ter se instalado em nosso organismo. Eles são os agentes dessa enfermidade, quando nosso organismo, nosso sistema imunológico, estava desprotegido e fragilizado por n motivos.

As variáveis que a causaram é que são mais complexas.

A medicação adequada tenta atacar esses invasores, mas muito do nosso comportamento diante do fato pode ou não nos ajudar. Lançamos mão da medicação, mas a luta é nossa, temos de ser participantes até onde pudermos, para, então, nos sentirmos relativamente tranquilos e dizermos: eu tentei.

Até onde sei, entendo e pude ler ou constatar, ações e palavras ficam registradas em uma parte de nós e podem transformar nossa vida, substituindo a negatividade por otimismo, o desânimo pela coragem. Temos de tentar ter as rédeas desses sentimentos.

Assim como temos os cinco sentidos físicos para interpretar uma experiência física, também nascemos com sensores – nossas emoções –, intérpretes que nos ajudam a entender as experiências vivemos.

A Ciência tem demonstrado que os estados mentais são capazes de alterar o sistema imunológico do indivíduo, por exemplo, fragilizando-o em sua capacidade de defender-se de uma invasão virótica. Podemos perceber isso em casos de pessoas em contato com um doente mas que não adoecem ou nas vezes em que somos acometidos por um processo viral sem saber como e quando adquirimos o vírus.

Muitas vezes as doenças têm ações semelhantes no organismo, mas há grandes diferenças na forma de sentirmos essas ações – por exemplo, a dor.

As emoções têm o papel de nos motivar a preservar a vida física.

Os sentimentos (ódio, ternura, raiva, serenidade, mágoa, medo, alegria, tristeza, ansiedade, desespero, paz, remorso, arrependimento, perdão etc.), aliados aos comportamentos emocionais (riso, choro, sudorese, palidez, tremores, alterações do batimento cardíaco, mal-estar gastrointestinal), formam a afetividade.

Nossa sociedade tende a entender as emoções como um sinal de fraqueza, levando as pessoas a esconderem suas manifestações de afeto. A frieza é considerada mais cômoda (assim como o desapego, a premeditação calculista das decisões e ações que, naturalmente, estimulam o orgulho e o egoísmo) do que a demonstração de calor humano, de sentimentos, como se razão e sentimento não pudessem conviver.

Felizmente, pesquisas têm demonstrado a importância da vida emocional, a necessidade e os benefícios de vivenciá-la com equilíbrio e a sua influência em nossa saúde psíquica, mental e física. É preciso aprender a vivenciar as emoções certas, no tempo certo, na intensidade certa.

Comprova-se também que os estados emocionais estão relacionados às oscilações do sistema imunológico. Sentimentos e comportamentos emocionais positivos melhoram seu funcionamento. Quando somos tomados por ódio, mágoa, ressentimento, tristeza, mau humor ou raiva, acontece exatamente o contrário.

Entre os sentimentos negativos mais prejudiciais para a nossa saúde, destacam-se a raiva e a ansiedade, que podem predispor o organismo ao adoecimento, dos casos mais leves aos mais graves, da gripe ao câncer.

As emoções negativas existem, mas não podemos deixar que se tornem parte de nós, de nossos pensamentos, ações, relações.

Somos, sim, afetados por elas, é quase inevitável, mas podemos nos esforçar para canalizá-las para coisas positivas, ou pelo menos procurar alternativas para que isso aconteça.

Nas palavras do dr. Geraldo José Ballone, "há dados suficientes para podermos afirmar que as emoções positivas potencializam a saúde, enquanto as negativas tendem a comprometê-la".[5] Entre as diversas emoções com respostas fisiológicas significativas, a ansiedade e a raiva parecem ser as mais importantes.

A seguir reproduzo as palavras de quem me acompanhou de perto, uma pessoa que encontrei (ninguém é encontrado por acaso) e que me presenteou com um par de asas para que eu pudesse voar. A doutora, terapeuta, companheira de jornada e amiga, Sandra G. D.

Confiar na cura
Sandra G. D.

> Não é suficiente saber que doença tem a pessoa, mas que pessoa tem a doença.
>
> *Hipócrates, pai da medicina*

> Muita gente, graças a uma doença mais séria, alivia seus sentimentos de culpa, por menos construtivo que seja o método.
>
> *Rollo May*, O homem à procura de si mesmo

---

[5] BALLONE, Geraldo José. Da emoção à lesão. *PsiqWeb Psiquiatria Geral*, 2001. Disponível em: <http://gballone.sites.uol.com.br/psicossomatica/raiva.html>.

Cada pessoa é uma pessoa, vivendo um processo único, com um significado único.

É muito bom partilhar o processo que a Eli viveu, principalmente porque tem sido uma experiência de realizações. O resultado de alguém que se dispôs a mergulhar nos desafios propostos pela sabedoria mais profunda, de olhar para sinceridades não vistas e não nomeadas e principalmente se dispor a confiar no processo de cura que a coragem da consciência sempre pode trazer. E houve cura verdadeira. Não apenas da luta contra o sintoma, contra o vírus, mas também em relação a temas mais profundos da psique.

Já fazia um tempo que fazíamos juntas uma caminhada terapêutica, mas quando ela chegou com o diagnóstico da hepatite e com a bombástica notícia de como era o tratamento dessa doença, a situação se revelou completamente nova e desafiadora. Ficou claro que esse era um momento crucial para o sucesso do tratamento. A maneira como ele ia ser percebido e encarado faria muita diferença. A doença poderia ser percebida como uma fatalidade terrível, uma "sentença de morte", ou como um momento de se perguntar se realmente acreditava no que dizia acreditar, se havia fé verdadeira na capacidade de viver a cura pela aceitação e tomada de consciência dos desafios de crescimento que a doença proporcionou,

A fé foi a escolha.

Uma escolha que precisou ser refeita a cada processo do caminho... muitas vezes sofrido, outras vezes assustador, mas que foi tornando essa pessoa mais inteira e verdadeira, principalmente consigo mesma e com seus valores profundos. E que permitiu que os passos mais desafiadores pudessem ser dados com apoio da natureza mais profunda, do verdadeiro centro de cura, que Carl Jung chama self.

Segundo Franz Alexander, "toda a doença é psicossomática, uma vez que fatores emocionais influenciam todos os processos do corpo, através de vias nervosas e humorais".

Adoecer é, portanto, um dos caminhos que o inconsciente encontra para sinalizar à nossa consciência que, em algum lugar dentro de nós, há uma desarmonia importante que precisa da nossa atenção e cuidado.

Nesse sentido, o sintoma não é necessariamente um inimigo que temos de vencer, mas um *alarme*, que soa chamando nossa atenção e que traz informações importantes sobre conteúdos que muitas vezes escolhemos esconder no fundo de nosso inconsciente.

Então, a passagem para a cura não é uma luta contra a doença, mas uma disposição honesta para receber e compreender a mensagem que o sintoma está trazendo e, com ajuda das forças do self, transmutá-la, através da consciência que acolhe, entende e integra. Quando isso ocorre, o sintoma se torna supérfluo e pode deixar de existir, pois seu propósito está cumprido.

Sim, esse processo não é fácil nem confortável, mas a doença também não; então ela nos coloca no caminho; de uma maneira ou de outra, ela nos faz ficar face a face com a nossa lição. Mas é preciso lembrar que nunca estamos sozinhos. Assim como o desafio está dentro de nós, também aí está a cura! E adoecer é um convite para essa descoberta. E, lá dentro, no nosso centro verdadeiro, já existem todas as respostas para essa jornada: a cura já é uma verdade a ser descoberta. Todas as pessoas vivem histórias de realização, algumas apenas ainda não chegaram no final, estão aguardando a oportunidade do mergulho e/ou a disponibilidade da aceitação e do acolhimento.

Adoecer nunca é um caminho fácil para nenhum ser humano. Quando chegamos a adoecer, nossa psique já procurou outros caminhos de aprendizados "menos desafiadores" e não encontrou um à altura daquele que precisamos. Não foi fácil para a Eli, como não será fácil para qualquer outra pessoa encarar esse desafio.

Para quem precisa fazer essa jornada, algumas atitudes são indispensáveis:

Encarar o processo de saúde como um todo – físico, emocional, mental e espiritual.

Reconhecer que esse processo é de sua responsabilidade, que ele é seu, é sua oportunidade. Não responsabilizar os outros ou Deus pelo desafio, mas contar com a ajuda deles para resolvê-lo.

Perceber que a "cura" existe principalmente dentro de nós e que, para encontrá-la, muitas vezes, precisamos promover verdadeiras mudanças.

Ter disposição de sair da "zona de conforto" dos hábitos internos. Dispor-se a se conhecer melhor, a admitir fragilidades e acolher sentimentos que muitas vezes não são confortáveis, como raiva, ódio, mágoa, medos, tristezas, angústias, culpa etc.

Buscar recursos para confiar em novas estratégias internas e habilidades técnicas que permitam o encaminhamento e a resolução desses sentimentos.

E principalmente, buscar apoio para isso tudo. A família sempre é um dos maiores apoios que podemos encontrar. Mas muitas situações pedem a ajuda de um profissional ou curador que tenha um "distanciamento" maior do processo e que possa auxiliar tanto no reconhecimento como na obtenção dos recursos que permitam a mudança.

Enfim, *querer* é essencial; acreditar que há algo que pode ser conquistado. O sucesso está dentro de nós como potencial vivo; a doença pode servir de centelha e nos acordar para a disponibilidade de viver o processo de crescimento e cura interior. E todo processo verdadeiro nunca acaba de fato. Como seres em evolução, somos constantemente chamados ao crescimento. Quando aprendermos a confiar nos nossos recursos interiores de transformação e cura saberemos que, não importa o desafio, se nos abrirmos e confiarmos: a cura virá!

Sou agradecida por ter participado dessa jornada de aprender e confiar. Muito obrigada!

CADA UM DE NÓS COMPÕE A SUA MÚSICA... APRENDI A COMPOR A MINHA!

> E isto ainda é verdade: não importa qual seja a sua idade; quando você parte para o mundo, é melhor segurar a mão das pessoas e manter a união.
>
> *Robert Fulghum*

Inicialmente, quando comecei a fazer minhas anotações sobre o que acontecia no desenvolvimento doença (resultados de exames, progressos, o que estava sendo bom ou não para mim, o que eu teria de mudar para me sentir melhor...), vi que teria uma longa jornada de aprendizado. Também aprendemos com a dor; todos têm seu jeito de aprender.

"Cada um compõe a sua música"...

Muito foi acrescentado ao meu aprendizado de vida, desenvolvi novos valores: maior aceitação das diferenças, tolerância, humildade, sinceridade e amorosidade, mas, especialmente, aceitação. Não a aceitação passiva, derrotante, mas aquela que me levou a procurar entender o que eu não poderia mudar, naquele momento.

Cada etapa foi vencida a muito custo, foi uma árdua caminhada, que algumas vezes me deixava sem esperanças, mas que me fez repensar muitas coisas.

Eu tinha necessidade de repassar ao outro, ao companheiro, sem pretensões de ser a "dona da verdade" – e nem poderia! – o que descobri; precisava tentar ajudar a minimizar sua dor, assim como fizeram comigo. A ansiedade em compartilhar tomou conta dos meus pensamentos.

Eu poderia, talvez, ser um canal para as outras pessoas? Humildemente, penso que sim. Nas escolas onde trabalhei, e creio que em muitas outras, não havia conhecimento ou trabalho específico sobre as doenças graves. Muitos professores, alunos e funcionários poderiam querer saber. Não havia sequer um livro sobre o assunto, e esse fato é compreensível, por estar diretamente ligado às ações de divulgação sobre a doença.

Muito se fez na batalha contra a Aids, por exemplo, e muito se tem de fazer sobre a hepatite B (que, pelo menos, tem vacina, uma conscientização muito importante) e a hepatite C (que não tem vacina desenvolvida, por causa da mutação do vírus e de sua gravidade). Pouco se fala, pouco se conhece...

E essa realidade estava ali, em mim! Aconteceu comigo.

Com minhas anotações e as experiências dos outros, fui "costurando" ideias. As leituras dos textos, de sites médicos e afins, esclareciam minhas dúvidas e criavam outras. Por mais que façamos pesquisas, coisas novas surgem, como as experiências com novas medicações, esperança de muitos que não conseguiram resultados positivos com o tratamento atual. Além disso, e o principal: cada organismo reage a seu modo; nem tudo que provoca uma determinada reação em uma pessoa provocará a mesma reação em outra, mesmo que estejam passando pela mesma doença.

Em nenhum momento pensei em escrever para "dar lições" sobre a hepatite C em si – pois isso quem faz é o profissional –, mas sim para descrever minha experiência com o tratamento. Para isso, era preciso dar algumas informações sobre a doença, o que fiz como leiga que sou.

As informações que apresento foram extraídas de leituras de livros, de sites, textos, pesquisas, que considero importantíssimas para esclarecer aqueles que procuram saber sobre a doença, pois passaram ou passam pelo mesmo que passei.

Sei que ao contar sobre a minha experiência, mostrar meu olhar sobre isso tudo, posso, talvez, ajudar alguém dando uma noção de onde ir, do que fazer, do que esperar.

Sei também que não serve para todos. Mas meu coração tem de estar em paz com a discordância do outro.

Tenho a alegria de ter tentado ser útil, se não a todos, pelo menos a alguém!

O tempo passa rápido, as coisas mudam em um segundo. O que soubemos essa semana ou mesmo ontem, hoje já está modificado... As pesquisas em relação à doença, aos medicamentos adequados para o tratamento, à cura, ao desenvolvimento de uma vacina (quem sabe, em um futuro não tão distante) estão a pleno vapor. Que sejam concretizadas, e as medicações disponibilizadas a milhares de doentes esperançosos pela cura.

O futuro do tratamento da hepatite C – um desafio para os governos[6]

Carlos Varaldo, Grupo Otimismo

Existem, em diversas fases de pesquisa, aproximadamente quarenta novos medicamentos que apresentam possibilidades de, nos próximos cinco anos, chegarem ao mercado comercial. Brevemente vai acontecer uma verdadeira revolução no tratamento da hepatite C.

A grande maioria das pesquisas se concentra em medicamentos com propriedades antivirais de uso oral, o que levará o tratamento a uma combinação de quatro ou cinco medicamentos diferentes, com ou sem interferon peguilado, cada medicamento atuando em uma parte específica da estrutura do vírus, um verdadeiro coquetel com uma estratégia diferente para cada paciente, dependendo, entre vários outros fatores, do genótipo, do dano existente no fígado, da idade ou raça do paciente. O importante é que podemos estimar que entre 80% e 100% dos pacientes tratados estarão logrando a cura da hepatite C, com tratamentos

---
5   As informações deste texto são meramente informativas e não podem ser consideradas nem utilizadas como indicação médica. Fonte: www.hepato.com. Disponível em: <http://www.hepato.com/p_pesquisas/pesquisas_promissoras_20090921.html>).

de menor duração e com muito menos efeitos adversos ou colaterais que o tratamento atualmente empregado.

Atualmente, poucos são os infectados que sabem estar doentes. Pela falta de campanhas de alerta e diagnóstico em grande escala, no Brasil, 97% dos quase 4 milhões de infectados cronicamente ainda não foram diagnosticados. Assim, o número de pacientes tratados anualmente no SUS é de irrisórios 10 mil pacientes a cada ano. A falta de campanhas por parte do governo é atribuída diretamente ao alto custo do tratamento, mas com certeza o custo de esconder a doença da população vai ocasionar um gasto maior de recursos. Mas, como isso será um problema dos próximos governos, muitos acham que o melhor é não fazer muito barulho para não encontrar os infectados.

Atualmente entre 50% e 60% dos que recebem tratamento curam-se definitivamente da hepatite C, livrando-se de vir a desenvolver cirrose ou câncer no fígado e, em muitos casos, livrando-se de uma morte anunciada. Mas qual será a reação da população quando souber que a hepatite C pode ser curada em praticamente 100% dos casos?

Nesse momento, com certeza, as pessoas estarão interessadas em querer saber sua condição sorológica e, se positivas, estarão batendo às portas dos hospitais públicos à procura de tratamento.

Essa situação é prevista para acontecer nos próximos cinco anos. Estará o governo preparado para enfrentar a demanda com quantidade suficiente de profissionais da saúde capacitados, infraestrutura hospitalar e de laboratórios e recursos para aquisição dos medicamentos necessários?

Se consultarem minha opinião a resposta será *"não"*, pois não vejo ações suficientes para que possam enfrentar um desafio de tal magnitude.

Medicamentos na fase 4 de pesquisa:
1) Infergen
2) Nexavar

Medicamentos na fase 3 de pesquisa:
1) Albuferon
2) Eltrombopag
3) SCH 503034 (boceprevir)

4) Viramidine
5) VX 950 (telaprevir)
6) Zadaxin® (thymalfasin or thymosin alpha 1)

Medicamentos na fase 2 de pesquisa:
1) 4SC-201
2) A-832
3) Alinia – Annita (nitazoxanide)
4) ANA598
5) BI 207127
6) BLX-883 (Locteron)
7) BMS-790052
8) CF102
9) Civacir
10) CTS-1027
11) DEBIO-025
12) GI-5005 (Tarmogen)
13) GS 9190
14) GS9450
15) GV1001
16) IC41
17) ITX5061
18) MitoQ
19) MK-7009
20) MX-3253 (Celgosivir)
21) Oglufanide disodium
22) Ômega interferon
23) Oral interferon
24) Oral interferon alpha
25) PF-03491390 (formerly IDN-6556)
26) PI-88
27) R7128
28) SCH900518 (518)
29) SCV-07

30) SOV-07
31) TMC435 (350)
32) VCH-759

Na hepatite C existem várias pesquisas em fases adiantadas de ensaios clínicos, mas quatro delas já estão praticamente finalizando a fase III e seus medicamentos – Boceprevir, Telaprevir, Zalbin e RG7128 – poderão estar disponíveis em breve no mercado.

O SCH 503034 (Boceprevir) e o VX950 (Telaprevir) estão em fase de entrada no mercado. A previsão é de que estejam disponíveis inicialmente no exterior e, depois, no Brasil, no segundo semestre de 2011 ou em 2012.

Uma revolução no tratamento da hepatite C estará acontecendo já em 2011.

Novos estudos apontam mais chances de cura para pacientes com hepatite C[7]

Buscar soluções para os portadores de hepatite C em início de tratamento e para aqueles que falharam às terapias iniciais são, atualmente, prioridades de muitos pesquisadores. Isso porque, apesar dos avanços significativos no tratamento da doença, certos grupos de pacientes ainda apresentam características que dificultam as chances de resposta à terapia. Novos estudos, apresentados no 59º Encontro da Associação Americana para o Estudo de Doenças do Fígado (AASLD), em São Francisco, revelaram estratégias para esses desafios.

Em relação aos pacientes em primeiro tratamento, dois estudos merecem destaque:

• *Estudo comparativo*
Um novo estudo independente, realizado na Itália, demonstra que o esquema de tratamento com Pegasys (interferon peguilado alfa-2a)

---

7 Fonte: www.hospitalar.com. Disponível em: <http://www.hospitalar.com/cientificas/not0172.html>.

proporciona melhores resultados em pacientes com hepatite C, se comparado ao tratamento com outro interferon peguilado. A diferença entre as duas terapias foi ainda mais evidente em portadores das formas do vírus de mais difícil tratamento, ou seja, os genótipos 1 ou 4.

• *Pacientes com resposta lenta*

Pacientes que respondem mais lentamente ao tratamento da hepatite C crônica podem melhorar as taxas de cura da doença quando recebem a combinação Pegasys e ribavirina por um tempo maior. Uma das pesquisas apresentadas foi feita com 552 pacientes austríacos infectados pelos genótipos 1 ou 4 da hepatite C crônica com vírus ainda detectável no sangue na 12ª semana de tratamento. Esses pacientes apresentam maior chance de sucesso na terapia com Pegasys quando tratados por 72 semanas. Atualmente, o tratamento padrão dura 48 semanas.

Sobre pacientes que falharam ao primeiro tratamento, as seguintes alternativas devem ser comentadas:

• *Pacientes recidivantes ao tratamento*

Existe outro grupo de pacientes, chamado de recidivantes, que, apesar de responderem ao tratamento, não conseguem manter essa resposta mesmo após o término da terapia. Ou seja, eles voltam a ter o vírus detectável no sangue seis meses após a suspensão do tratamento. Um estudo realizado na Alemanha constatou que 50% desses pacientes podem alcançar a cura se forem novamente tratados com Pegasys e ribavirina por 72 semanas.

• *Pacientes não respondedores ao tratamento*

No caso de pacientes não respondedores, um estudo de grande porte, chamado REPEAT, avaliou o retratamento com Pegasys em 942 pacientes que não apresentaram resposta a outro interferon peguilado. Os resultados demonstraram que, ao receberem a terapia com Pegasys por 72 semanas, pacientes não respondedores, que antes não tinham praticamente nenhuma alternativa de tratamento, podem agora ter cerca de 20% de resposta. Em alguns casos, até 60% de cura pode ser conseguido.

Estudo mostra que cura da hepatite C atinge 66% dos tratamentos[8]

Publicações internacionais e estudos apresentados em Congresso Brasileiro de Hepatologia trazem nova esperança a pacientes portadores do vírus da hepatite C. No Brasil, a doença ainda é subdiagnosticada. Ao longo dos últimos anos, muitos avanços mostraram que a cura para a hepatite C, uma doença que atinge mais de 3 milhões de brasileiros, é possível. A próxima edição da revista médica *Gastroenterology* traz os resultados de um estudo que reforça justamente esse avanço na luta contra a doença e renova as esperanças dos pacientes com o vírus HCV.

Realizado em Milão, na Itália, com cerca de 450 pacientes, o estudo MIST (Milan Safety Tolerability Study) avaliou taxas de cura de pacientes com diferentes tipos de hepatite C e comparou a eficácia dos tratamentos disponíveis atualmente – os interferons peguilados – Pegasys (interferon peguilado alfa-2a) e PegIntron (interferon peguilado alfa-2b).

Resultados do MIST mostram que a chance de cura pode chegar a 66% nos pacientes analisados. Além disso, o estudo comprovou que pessoas com cirrose também apresentaram taxas de cura próximas a 50%, consideradas altas.

Ao comparar os dois interferons peguilados disponíveis para o tratamento da doença, o MIST concluiu que o tratamento com o interferon peguilado alfa-2a é superior ao interferon peguilado alfa-2b. Os dois medicamentos são injetáveis e representam uma evolução do interferon convencional, com uma dose semanal e mais eficácia no tratamento da doença.

Estudos brasileiros

No Brasil, os medicamentos para tratamento da hepatite C estão disponíveis e as taxas de cura também são significativas. Hepatologistas, gastroenterologistas e outros especialistas de todo o país se reuniram na última semana para o Congresso Brasileiro de Hepatologia, em Gramado

---

8 As informações deste texto foram distribuídas à imprensa por release da Roche Brasil em 21/10/2010; são meramente informativas e não podem ser consideradas nem utilizadas como indicação médica. Fonte: www.hepato.com. Disponível em: <http://www.hepato.com/p_pesquisas/pegasys_mist_20091026.html>.

(RS). O evento apresentou estudos em torno das terapias e perspectivas de cura para a hepatite C crônica.

Em Minas Gerais, um estudo do Ambulatório de Hepatites Virais da Universidade Federal de Minas Gerais (UFMG) encontrou taxas satisfatórias de cura clínica da hepatite C – cerca de 54% dos pacientes tratados com Pegasys (interferon peguilado alfa-2a) alcançaram resposta e 35,8% das pessoas que receberam PegIntron (interferon peguilado alfa-2b).

Em São Paulo, o especialista Hoel Sette identificou respostas satisfatórias. Um de seus estudos alcançou resultados de mais de 60% de taxa de cura com Pegasys (interferon peguilado alfa-2a).

O Congresso trouxe, também, resultados de estudos com novos medicamentos que podem elevar a chance de cura da hepatite C para mais de 75%.

"Os resultados são uma boa notícia para os pacientes com o vírus. No entanto, o tratamento da doença esbarra em um fator ainda mais importante – a subnotificação de novos casos", explica o especialista Dr. Hoel Sette, dono de um dos estudos sobre o tratamento da hepatite C. De acordo com estimativas do Ministério da Saúde, cerca de 3 milhões de brasileiros estão infectados com o vírus e não sabem de sua situação. Sem o diagnóstico, as chances de resposta podem diminuir com a progressão da doença.

Sobre a hepatite C

A hepatite C atinge cerca de 180 milhões de indivíduos em todo o mundo e pode ser fatal se não for diagnosticada e tratada precocemente. Como age de maneira silenciosa, sem apresentar sintomas, cerca de 90% dos infectados não sabem que estão com a doença.

A enfermidade pode evoluir para quadros graves, como cirrose ou câncer, sem que o paciente perceba o risco que ela representa para sua saúde e isso a torna a principal causa de transplante de fígado no país.

De acordo com estimativas do Ministério da Saúde, cerca de 3 milhões de brasileiros podem estar infectados pelo vírus da hepatite C, ou seja, 1,5% da população. As estatísticas também mostram que a hepatite C infecta hoje cinco vezes mais brasileiros que a Aids.

Novas evidências sobre a cura da hepatite C[9]
Carlos Varaldo, Grupo Otimismo

Durante cinco anos, um total de 150 pacientes com resposta virológica sustentada (curados), após tratamento da hepatite C, foram acompanhados neste estudo. Para ser incluído no estudo era necessário que antes do tratamento a biópsia mostrasse uma fibrose F2 ou superior.

Os resultados mostram de forma irrefutável que eliminando o vírus os benefícios para os pacientes são impressionantes. Em cinco anos após o tratamento, 82% dos pacientes conseguiram redução no grau de fibrose, 92% diminuíram os níveis de inflamação e 20% recuperaram totalmente (ou quase) o fígado, com resultados na biópsia realizada cinco anos após o tratamento de grau de fibrose F0 ou F1.

Dois pacientes com cirrose antes do tratamento desenvolveram câncer no fígado e um deles morreu. Todos os outros pacientes com fibrose avançada ou cirrose antes do tratamento apresentaram melhora no dano existente no fígado, ao se realizar a segunda biópsia. Nenhum dos 150 pacientes apresentou recidiva do vírus durante os cinco anos do estudo.

Concluem os autores que embora os benefícios da resposta virológica sustentada (cura da hepatite C) em curto prazo fossem conhecidos, poucos estudos tinham acompanhado esses pacientes por longos períodos, tal qual o presente estudo, que demonstra a importância da realização do tratamento para prevenir graves problemas no futuro.

Meu comentário
Os dados falam por si mesmo, dispensando qualquer comentário em relação aos benefícios conseguidos pelos 60% que conseguem curar a hepatite C com os tratamentos atualmente disponíveis.

Para aqueles que desafortunadamente não conseguem sucesso resta a esperança de podermos dispor de novos medicamentos em cur-

---

[9] Este artigo foi redigido com comentários e interpretação pessoal de seu autor, tomando como base a seguinte fonte: George, Sarah L.; Bacon, Bruce R.; Brunt, Elizabeth M.; Mihindukulasuriya, Kusal L.; Hoffmann, Joyce; Di Bisceglie, Adrian M. Clinical, virologic, histologic, and biochemical outcomes after successful HCV therapy: a 5-year follow-up of 150 patients. *Hepatology*, v. 49, n. 3, p. 729-738, Mar. 2009. Disponível em: <http://hepatitesg.blogspot.com/2009/03/novas-evidencias-sobre-cura-da-hepatite.html#links>.

to prazo, conforme mostram com muita esperança os inibidores de proteases, os novos interferons e até medicamentos já existentes, como a nitazoxanide.

Vivendo bem com seu fígado[10]

Atualmente, segundo a Organização Mundial de Saúde, existem cerca de 200 milhões de pessoas cronicamente infectadas com o vírus da hepatite C (HCV) e 300 milhões de indivíduos portadores de hepatite B crônica. As doenças crônicas do fígado são a décima causa de morte entre a população adulta norte-americana. O fígado é um órgão vital para o ser humano, sendo responsável pela metabolização dos nutrientes absorvidos pelo intestino após a alimentação, pela regulação do metabolismo dos carboidratos, proteínas e gorduras, síntese e metabolismo do colesterol e alguns hormônios, além da metabolização de medicamentos e depuração de produtos tóxicos aos quais somos frequentemente expostos.

Assim, a manutenção de um bom funcionamento das funções hepáticas é fundamental para uma vida saudável. A seguir sugerimos algumas medidas para viver bem com seu fígado:

1. Evite consumo desnecessário de medicamentos (medicação somente com prescrição médica; informe ao seu médico todos os medicamentos que está utilizando).
2. Não misture medicamentos sem escutar seu médico.
3. Evite consumo de drogas (além da dependência química e psicológica, drogas como cocaína, ecstasy e solventes são tóxicos para o fígado).
4. Evite consumo abusivo de bebidas alcoólicas.
5. Não misture medicamentos com bebidas alcoólicas.
6. Evite exposição a solventes (evite inalação destes produtos).

---

10 Fonte: www.casadahepatite.com.br. Disponível em: <http://www.casadahepatite.com.br/dica_001.html>.

7. Utilize máscaras em caso de exposição prolongada a inseticidas, tintas e combustíveis.

8. Utilize luvas para manipular inseticidas, tintas, solventes e combustíveis (tais substâncias podem ser absorvidas pela pele).

9. Utilize preservativo (a hepatite B pode ser facilmente transmitida durante relação sexual).

10. Pessoas com múltiplos parceiros sexuais apresentam maior risco para aquisição de hepatites (especialmente a hepatite B).

11. Se o seu parceiro sexual ou algum familiar for portador de hepatite B, peça ao seu médico para solicitar a sorologia. A hepatite B pode ser prevenida através de vacinação.

12. Hepatite C é transmitida principalmente através de sangue contaminado como em procedimentos de tatuagem, piercing, uso de drogas injetáveis e inalatórias.

13. Usuários de drogas injetáveis não devem compartilhar seringas.

14. Contaminação intradomiciliar com o HCV pode ocorrer através do uso comum de objetos como lâmina de barbear e escova de dente.

15. Não compartilhe material de manicure.

16. Se você recebeu sangue ou hemoderivados (plasma, imunoglobulinas) antes de 1992 e fatores da coagulação antes de 1987, faça o teste para hepatite C.

17. Pacientes em diálise devem ser testados para hepatites B e C.

18. Materiais como seringas e agulhas devem ser descartados em local apropriado.

19. Profissionais da área de saúde (dentistas, enfermeiros e médicos), atendentes de laboratório e necrotério, bombeiros, policiais e carcereiros devem ser testados para hepatites B e C e vacinados para hepatite B.

20. Gestantes devem ser testadas para hepatites B e C, pois pode haver transmissão para o recém-nascido. Em caso de gestante portadora de hepatite B, o recém-nascido deverá receber imunoglobulina específica e vacina no primeiro dia de vida.

21. Portadores de hepatite C crônica devem ser testados e vacinados para hepatites A e B.

22. Existe tratamento e cura para as hepatites crônicas B e C. Tais doenças geralmente são assintomáticas e podem evoluir para cirrose hepática e câncer de fígado.

23. Pacientes com doenças hepáticas devem ser rastreados periodicamente para câncer de fígado (quando diagnosticados precocemente podem ser curados).

24. Alimentação saudável e balanceada (lembre-se que os alimentos após absorção no intestino serão processados no fígado).

25. Evite frituras, gorduras e alimentos ricos em colesterol (tais alimentos podem favorecer o depósito de gordura no fígado).

26. Alimentos hipercalóricos como doces, mousses e chantilly devem ser ingeridos com parcimônia.

27. Alimentos como ostras e mariscos podem ser contaminados com o vírus da hepatite A (certifique-se da boa procedência destes produtos).

28. Em caso de diabetes, mantenha a glicemia dentro dos parâmetros recomendados pelo seu médico.

29. Manutenção do peso é fundamental (atualmente sabe-se que obesidade é uma das principais causas de dano hepático).

30. Pacientes com doenças hepáticas devem receber reposição de vitaminas através de prescrição médica (dever evitar consumo excessivo de ferro).

31. Atividade física regular deve ser incentivada (além do condicionamento físico, há benefícios psicológicos).

32. Se você está realizando dieta para emagrecer, assegure-se da ingestão de vitaminas e sais minerais de que seu organismo necessita (siga orientação médica).

33. Alguns sinais e sintomas podem indicar a ocorrência de lesão hepática, procure atendimento médico em caso de:
- icterícia (coloração amarelada da pele e olhos);
- urina escura e fezes esbranquiçadas;
- dor e inchaço abdominais;
- hematomas cutâneos e sangramento digestivo;
- fadiga crônica, náusea e perda de apetite.

34. Lembre-se de que prevenção é o mais importante. Solicite ao seu médico a inclusão dos testes de função hepática e sorologias para hepatite durante os exames de rotina.

35. Seja doador de órgãos. É uma atitude humanitária que poderá salvar muitas vidas. Manifeste esse desejo aos seus familiares.

COMENTÁRIO FINAL

> Quando se aprende com a própria ignorância, deixa-se de ser ignorante; quando se aprende com a escuridão, ilumina-se; quando se aprende com a dor... ela desaparece.
>
> *Paulo Cesar Rasuk*

De todo modo, pelo muito que senti – necessidade de ler, aprender, entender alguma coisa que pudesse ajudar a mim e a muitos companheiros, amigos na mesma situação –, são inegáveis os benefícios que o tratamento adequado traz ao portador da hepatite C, pois há uma regeneração do fígado e de suas funções.

Porém, temos nossa parte a fazer para que esse benefício perdure: criar e manter condições favoráveis à saúde em geral. Monitorando possíveis novas (ou mesmo "velhas") doenças que possam atacar o fígado, controlando a ingestão de alimentos que possam prejudicar seu bom funcionamento, diminuindo o uso de medicamentos que não sejam estritamente necessários e abolindo total e irrestritamente o uso do álcool criaremos essas condições.

Creio que a descoberta da própria doença, a passagem pelo tratamento, nos faz mudar de hábitos, atitudes e pensamentos. Impossível que isso não aconteça...

O preço para voltar à vida normal saudável foi bem alto. Não posso (e nem quero) me dar ao luxo de minimizar isso, pois tive uma segunda chance, com sucesso, e o resultado alcançado vale ouro.

Estou negativada (em resposta virológica sustentada) há cinco anos. Os exames, nesse tempo todo, foram normais, aliás, nunca antes estiveram tão bons.

Aos poucos, vou me desligando da ansiedade e da dúvida, e adquirindo a sensação de que tudo passou. Mas o aprendizado foi grande e a caminhada não pode parar.

Alerta!

Desde de 2005, ano em que terminei o tratamento da hepatite C, até 2009, vários caminhos foram se abrindo, em termos de pesquisas e avanços, com novos medicamentos, estudos comparativos, conscientização e campanhas, para que a população tenha um melhor conhecimento sobre a doença.

Mas é preciso mais, muito mais. ONGs, grupos de apoio, pesquisadores, equipes médicas, profissionais da saúde, da educação e da legislatura, associações e o próprio cidadão... Cada um tem a sua parte a fazer.

Há muito a realizar ainda, e quem ainda não tomou consciência disso deve tomar. Mesmo com um trabalho "de formiguinha" pode se alcançar alguma coisa em termos de conscientização, mobilização e solidariedade, para que as coisas possam realmente acontecer.

Nos resta crer que as autoridades competentes lutarão por nós, que as coisas mudarão, pois do jeito que estão não podem ficar...

O tempo urge e a demanda de doentes diagnosticados aumenta dia a dia.

A hepatite C está em ação, e em um número de pessoas bem superior ao da Aids. Esse é um alerta ao qual se deve dar atenção especial. É prioridade!

Muitos grupos estão em plena luta por condições cada vez mais dignas para o paciente, em termos de disponibilidade de medicação adequada e de agilização de sua produção, para que tenham um tratamento com acesso a todos os medicamentos. Atenção e seriedade são pontos cruciais para um trabalho efetivo alcançar o maior número de pessoas infectadas e necessitadas de acompanhamento e tratamento.

O intuito ao escrever essas páginas, que carregam a minha experiência sobre um tratamento ainda temido, foi o da colaboração, partindo de alguém que passou pelo tratamento, que sabe algo sobre suas vantagens e desvantagens, sobre os riscos e os benefícios enfrentados, e que, felizmente, conseguiu o resultado esperado: resposta negativa nos exames, resposta virológica sustentada (RVS) e a esperada negativação.

Essa colaboração e apoio (seja por meio de grupo de apoio, comunidade no Orkut e troca de e-mails e mensagens, seja por esclarecimentos com médicos) procuro oferecer aos companheiros que descobriram a doença, assim como àqueles que estão em situação de monitoramento de suas condições, aos que vão iniciar ou estão em tratamento, àqueles que o fizeram sem conseguir ainda o resultado esperado e aos que estão em espera pelo recurso extremo do tratamento (o transplante) e por novas medicações que, certamente, estão surgindo.

Apenas relato minha experiência, como uma pessoa amiga, solidária, sem qualquer traço de profissionalismo na área, mas sabendo que essa caminhada é difícil – e que não se pode desanimar!

Procuro propiciar aos parentes, amigos e outros possíveis leitores, o esclarecimento, dentro das minhas possibilidades. Esclarecimento que vem da necessidade de alerta: *aconteceu comigo, pode acontecer com você!*

Quando despertamos, queremos despertar o outro também. Percebemos que todos juntos (e não só alguns) estamos criando nossas realidades grupais. A partir de nós, do outro, das nossas comunidades é que as mudanças acontecem – pelas ações dos seres humanos comuns; e é a partir da própria alegria ou mesmo da dor que todos sentimos que se demonstra nosso profundo envolvimento uns com os outros.

Temos o direito de ficar indiferentes, com medo ou acomodados, pelo resto de nossas vidas, mas, uma vez despertados, não é isso o que queremos.

As coisas mudam, para sempre!

É preciso ter coragem para aceitar o diagnóstico da doença e continuar a ter esperanças para encarar o dia seguinte; para enfrentar o tratamento e vencer tudo o que ele traz de novo para a nossa vida; para tentar superar o sentimento do medo que surge e que não queremos passar aos familiares; para chorar lágrimas sentidas de espanto e dor, mas também aprender a ter fé; para se expor com clareza e honestidade, com o objetivo de ajudar as pessoas – o outro, nosso semelhante – que passam pelo mesmo que nós; para ser bom, coerente, colocar-se no lugar do outro e sentir a dor – que é a nossa!

Obrigado à vida (Gracias a la vida)
Violeta Parra

Obrigado à vida, que tem me dado tanto
me deu dois olhos, que quando os abro
perfeitamente distingo o preto do branco
e no alto do céu seu fundo estrelado
e nas multidões o homem que eu amo.

Obrigado à vida, que tem me dado tanto
me deu o ouvido, que em toda sua amplitude
grava noite e dia grilos e canários
martelos, turbinas latidos, garoas
e a voz tão terna do meu bem amado.

Obrigado à vida, que tem me dado tanto
me deu o som, e o abecedário
com ele as palavras, que penso e declaro
mãe, amigo, irmão e luz
iluminando a rota da alma de quem estou amando.

Obrigado à vida, que tem me dado tanto

me deu a marcha, do meus pés cansados
com eles andei montanhas e planícies
pela tua casa, tua rua e teu pátio.
Obrigado à vida, que tem me dado tanto
me deu o coração, que agita seu quadro
quando vejo o fruto do cérebro humano
quando vejo o bom tão longe do mau
quando vejo no fundo do teus olhos claros.

Obrigado à vida que tem me dado tanto
me deu o riso e me deu o pranto
assim eu distingo felicidade de tristezas,
os dois materiais que formam meu canto
e o canto de todos
que é o meu próprio canto.

Obrigado à vida que tem me dado tanto.

ONGs E GRUPOS DE APOIO AOS PORTADORES DE HEPATITES E DE TRANSPLANTE HEPÁTICO NO BRASIL

Nacional
Direito à Vida – Associação de apoio aos portadores de enfermidades crônicas (orientações jurídicas)
Site: www.direitoavida.org.br

Acre
Rio Branco
APHAC – Associação de Portadores de Hepatite do Acre
Tel.: (68) 3224-3828/3224-3828
E-mail: aphac@uol.com.br

Alagoas
Maceió
Grupo Solidários aos Portadores de Hepatite C
Tel.: (82) 9981-1661/9981-1661
E-mail: solidario-al@uol.com.br

Amazonas
Manaus
Instituto Nascer de Novo ao Portador de Hepatite
Tel.: (92) 3584-1022/3584-1022
E-mail: institutonascerdenovo@gmail.com
Site: institutonascerdenovo.org

Associação dos Transplantados e Portadores de Doenças Hepáticas do Amazonas
E-mail: transplanteam@yahoo.com.br

Instituto Internacional Amazônia Viva
E-mail: contato@amazonviva.org.br
Site: www.amazonviva.org.br

Bahia
Salvador
Grupo Vontade de Viver de Apoio ao Portador de Hepatite
Tel.: (71) 3321-7646
E-mail: contato@vontadedeviver.org.br
Site: www.vontadedeviver.org.br

ATX-BA – Associação de Pacientes Transplantados da Bahia
Tel.: (71) 3264-1334/3264-1334/9125-8581/9125-8581
E-mail: atxba@hotmail.com
Site: atxbahia.vilabol.uol.com.br
atxbahia.blogspot.com

Ceará
Fortaleza
ABC Vida – Associação Cearense de Portadores de Hepatite C
Tel.: (85) 8848-6798/8848-6798
E-mail: abcvida.ce@bol.com.br

ACEPHET – Associação Cearense dos Pacientes Hepáticos e Transplantados
E-mail: acephet@oi.com.br

Distrito Federal
Brasília
Grupo C de Apoio a Portadores de Hepatite C

Tel.: (61) 9675-3656/9675-3656
E-mail: grupocbrasilia@yahoo.com.br

Espírito Santo
Vitória
Vitória para Vida
Tel.: (27) 8805-7128/8805-7128
E-mail: vitoriaparavida@hotmail.com

ONG Pró-vidas – Associação de Apoio aos Pacientes da Fila de Transplante de Órgãos, Portadores de Hepatites e Transplantados do Espírito Santo
E-mail: pro-vidas.es@viprede.com.br

Goiás
Goiânia
GAPHE – Grupo de Apoio aos Portadores de Hepatites B e C
Tel.: (62) 3284-4038/9696-4211/9235-23029235-2302
E-mail: gaphegoias@gmail.com

SOS Hepatites Virais
Tel.: (62) 3297-7112/9134-9793/9134-9793
E-mail: contato@soshepatitesvirais.org.br
Site: www.soshepatitesvirais.org

Maranhão
Imperatriz
Grupo Vencer de Apoio aos Portadores de Hepatites C de Imperatriz
Tel.: (99) 8112-4037/8112-4037
E-mail: grupovencer.itz@gmail.com

G.A.P.H.e – Grupo de Apoio aos Portadores de Hepatite B e C
E-mail: gaphi.ma@gmail.com

São Luís
Grupo Una-C de Apoio a Portadores de Hepatite C
Tel.: (98) 8138-8455/8138-8455
E-mail: una.c@globo.com
AMAPHET – Associação Maranhense dos Pacientes Hepáticos e Transplantados
E-mail: amaphet@yahoo.com.br

Mato Grosso
Cuiabá
Acolher-C
E-mail: simaosimao@hotmail.com

Adote-MT – Aliança Brasileira pela Doação de Órgãos e Tecidos
Tel.: (65) 3626-2230/8122-2123
E-mail: adote-mt@hotmail.com
Site: www.adote.org.br

Mato Grosso Do Sul
Campo Grande
Grupo Solidário de Apoio a Portadores de Hepatite C
Tel.: (67) 9616-0404/9616-0404
E-mail: alvaro-eduardo@uol.com.br

Grupo Gente Unida nas Hepatites Virais
E-mail: tete_mujica@hotmail.com

Minas Gerais
Belo Horizonte
AMIPHEC – Associação Mineira de Portadores do Vírus de Hepatite B e C
Tel.: (31) 3223-9422/3223-9422
E-mail: amiphec@amiphec.org.br
Site: www.amiphec.org.br

Pará
Belém
Apaf – Associação Paraense dos Amigos do Fígado
Tel.: (91) 9148-6222/9148-6222
E-mail: apaf13@yahoo.com.br
ARCT – Associação dos Renais Crônicos e Transplantados do Pará
E-mail: cisa@arctpa.com.br
Site: arctpa.com.br

Paraíba
João Pessoa
Núcleo Confiantes no Futuro
Tel.: (83) 3224-7243
E-mail: confiantesnofuturo@gmail.com
Site: confiantes-no-futuro.blogspot.com

Paraná
Curitiba
APHECPAR – Associação de Apoio aos Portadores de Hepatite C do Paraná
Tel.: (41) 3233-7970/9982-9402
E-mail: carminhaamaral@hotmail.com

Londrina
Meglon – Grupo Margarete Barella de Apoio aos Portadores de Hepatites Virais de Londrina e Região
Tel.: (43) 3028-1884/3028-1884
E-mail: meglondrina@yahoo.com.br

Pernambuco
Recife
NAPHE – Núcleo de Apoio aos Portadores de Hepatite
Tel.: (81) 3421-1815
E-mail: naphenaphe@hotmail.com

Rio de Janeiro
Búzios
Grupo Perseverante de Apoio ao Portador de Hepatite
Tel.: (22) 9975-8488
E-mail: perseverancabuzios@gmail.com
Niterói
Grupo Gênesis de Apoio a Portadores de Hepatite de Niterói
Tel.: (21) 9895-1814/9895-1814
E-mail: ntgenesis@gmail.com

Petrópolis
Grupo Hepato Certo de Apoio a Portadores de Hepatite C
Tel.: (24) 2246-1450
E-mail: kiciamaria@uol.com.br

Rio de Janeiro
Grupo Otimismo de Apoio ao Portador de Hepatite
Tel.: (21) 4063-4567/(11) 3522-3154
E-mail: hepato@hepato.com
Site: www.hepato.com

Núcleo de Ação de Apoio e Defesa aos Direitos das Vítimas da Hepatite C
Tel.: (21) 2224-4355/8210-9926
E-mail: contato@nucleoacao.org.br

ONG Pró-Fígado de Apoio às Doenças Hepáticas e Doação de Órgãos
Tel.: (21) 9979-3818/9979-3818
E-mail: orgprofigado@bol.com.br

Adote-RJ – Aliança Brasileira pela Doação de Órgãos e Tecidos
Tel.: (21) 2240-1895
E-mail: rj.adote@gmail.com
Site: www.adote.org.br

Amigos do Transplante do Hospital Universitário da UFRJ
Tel.: (21) 9961-9339
E-mail: transplanteamigos@hucff.ufrj.br

DOHE-Fígado – Associação dos Doentes e Transplantados Hepáticos
Tel.: (21) 2577-6890/2577-6890
E-mail: dohefigadocabral@ig.com.br

São Gonçalo
Grupo Amarantes de Apoio a Portadores de Hepatites de São Gonçalo
Tel.: (21) 8635-0325/8635-0325
E-mail: sg_amarantes@yahoo.com.br
Site: hepatitesg.blogspot.com

Rio Grande do Norte
Currais Novos
APHECN – Associação de Portadores de Hepatites de Currais Novos
Tel.: (84) 8832-2131/8832-2131
E-mail: aphecn@hotmail.com

Mossoró
APHEMO – Associação dos Portadores de Hepatite de Mossoró
E-mail: neidebarroscristo@yahoo.com.br

Natal
APHERN – Associação dos Portadores de Hepatites do Rio Grande do Norte
Tel.: (84) 3201-5959/3201-5959
E-mail: aphern@supercabo.com.br

Rio Grande do Sul
Bagé
GAPH-Bagé – Grupo de Apoio aos Portadores de Hepatite de Bagé
Tel.: (53) 9148-7304/9148-7304
E-mail: gaphbage@yahoo.com.br

Bento Gonçalves
Grupo Primavera de Bento Gonçalves
Tel.: (54) 9175-8013/9175-8013
E-mail: grupoprimavera.rs@gmail.com

Ijuí
ONG Cuide-C de Apoio aos Portadores de Hepatite C
Tel.: (55) 9136-2637/9136-2637
E-mail: lucasijui@yahoo.com.br

Marau
AMHE-C – Associação Marauense de Hepatite C
Tel.: (54) 9166-8334
E-mail: amhecmarau@yahoo.com.br

Novo Hamburgo
ATNH-RS – Associação Transgêneros Novo Hamburgo
E-mail: igualdadenh@gmail.com

Passo Fundo
Grupo Viva Melhor de Apoio a Portadores de Hepatite C
Tel.: (54) 9968-1788/9968-1788
E-mail: vivamelhorhepato@yahoo.com.br

Pelotas
Adote C – Grupo de Apoio a Portadores de Hepatite C da Adote
Tel.: (53) 3222-9010/3222-9010
E-mail: adote@adote.org.br
site: www.adote.org.br

Porto Alegre
APHOC – Associação dos Portadores de Hepatite C
E-mail: jrlcj@terra.com.br

Astraf – Associação dos Transplantados de Fígado do Rio Grande do Sul
E-mail: jorge_kramer@hotmail.com
Grupo Força e Vida de Apoio a Portadores de Hepatite C
Tel.: (51) 9985-2958/9985-2958
E-mail: grupoforcaevida@ig.com.br

Hepatchê Vida – Grupo de Apoio a Portadores de Hepatite C e Familiares
Tel.: (51) 9121-1756
E-mail: hepatchevida@yahoo.com.br
Site: hepatchevida.wordpress.com

MOVHE Brasil – Movimento pela Erradicação das Hepatites no Rio Grande do Sul
E-mail: movhebrasil@yahoo.com.br

Via Vida Pró-doações e Transplantes
Tel.: (51) 3333-4519
E-mail: via@viavida.org.br
Site: www.viavida.org.br

Rio Grande
NAPHC – Núcleo de Apoio aos Portadores de Hepatite Crônica
Tel.: (53) 3035-2248/3035-2248/9149-7359/3230-8387
E-mail: naphc.rg@gmail.com

Uruguaiana
ONG Girassol
E-mail: jk-saudekleinubing@bol.com.br

Rondônia
Porto Velho
APHRO – Associação dos Portadores de Hepatites do Estado de Rondônia
E-mail: eudesbrazils@bol.com.br

Santa Catarina
Blumenau
Hércules – Doações e Transplante de Fígado
Tel.: (47) 8864-9880/9936-7477
E-mail: astroblu08@gmail.com
Site: grupohercules.blogspot.com

Chapecó
Grupo Desbravador de Apoio aos Portadores de Hepatites Virais
Tel.: (49) 3323-9268/3361-0600/9919-18889919-1888
E-mail: barella@epagri.sc.gov.br

Florianópolis
Hércules – Hepatites Virais/Doações e Transplante de Fígado
Tel.: (48) 9959-7417/9938-8336
E-mail: gru_hercules@yahoo.com.br
astroblu08@gmail.com
Site: grupohercules.blogspot.com

GAPA-SC – Grupo de Apoio à Prevenção da AIDS
e-mail: gapasc@terra.com.br

Joinville
Grupo SALVHE – Solidariedade e Apoio na Luta contra os Vírus das Hepatites
Tel.: (47) 3028-7310
E-mail: grupo@gruposalvhe.org.br

São Paulo
Araçatuba
AraCvida
Tel.: (18) 3623-5988
E-mail: famorin@ig.com.br

Atibaia
Grupo Ativida
E-mail: olgamatsui@hotmail.com

Barretos
Grupo Direito de Viver de Apoio a Portadores de Hepatite C
Tel.: (17) 3324 1640/8113-5765/8113-5765
E-mail: direitoviver@ig.com.br

Campinas
Saúde em Vida – Associação de Assistência aos Portadores de Hepatites e Transplantados Hepáticos do Estado de São Paulo
Tel.: (19) 3237-2728/33870603/33870603
E-mail: donizetti@saudeemvida.org.br
Site: www.saudeemvida.org.br

APOHIE – Associação de Assistência aos Portadores de Hepatites, Candidatos e Transplantados Hepáticos do Interior do Estado de São Paulo
Tel.: (19) 9836-9891/9836-9891
Site: www.apohie.org.br

Cotia
Unidos Venceremos
Tel.: (11) 9939-3593/9939-3593
E-mail: unidos.venceremos@terra.com.br
Site: www.unidosvenceremos.com.br

Guarujá
Grupo Hepatos Guarujá
Tel.: (13) 3017-7602
E-mail: grupohepatosguaruja@yahoo.com.br

Limeira
Saúde em Vida – Associação de Assistência aos Portadores de Hepatites e Transplantados Hepáticos do Estado de São Paulo

Tel.: (19) 3404-3118/3446-1863
E-mail: donizetti@saudeemvida.org.br
Site: www.saudeemvida.org.br

Revendo a Vida – Grupo de Apoio a Portadores de Hepatites de Limeira
Tel.: (19) 3453-3579
E-mail: revendoavida@yahoo.com.br

Osasco
GAPHOR – Grupo de Apoio aos Portadores de Hepatites de Osasco e Região
Tel.: (11) 7486-4829/7486-4829
E-mail: contatos@portaldahepatite.com
Site: www.portaldahepatite.com

Pirassununga
Abrace – Grupo de Apoio ao Portador de Hepatite C
E-mail: grupoabrace@gmail.com

Ribeirão Preto
Coração Valente
Tel.: (16) 9144-9459
E-mail: ong_coracaovalente@yahoo.com.br

Santos
Grupo Esperança
Tel.: (13) 3222-5724
E-mail: grupoesperanca@hotmail.com
Site: www.grupoesperanca.org.br

São José do Rio Preto
Gada – Grupo de Aids e Coinfectados HIV/HCV
Tel. (17) 3235-1889/3234-6296/3234-6296
E-mail: gada@terra.com.br

São José dos Campos
Hepa C – Grupo de Apoio de Portadores Hepatites Virais
E-mail: hepac@vivax.com.br

São Manuel
ONG C Tem que Saber C Tem que Curar
Tel.: (14) 3841-1172/3841-1172/9718-7869/9718-7869/9718-4321
E-mail: contato@ctemquesaber.com.br
Site: www.ctemquesaber.com.br

São Paulo
Apat – Associação para Pesquisa e Assistência em Transplante
Tel.: (11) 5573-3052/5573-3052
E-mail: apat@apat.org.br
Site: www.apat.org.br

HCVida
Tel.: (11) 9398-1997/9398-1997
E-mail: hcvida@hcvida.com.br
Site: www.hcvida.com.br

TransPática – Associação Brasileira dos Transplantados de Fígado e Portadores de Doenças Hepáticas
Tel. (11) 3256-8746/3257-7876
E-mail: transpatica@transpatica.org.br
Site: www.transpatica.org.br

BIBLIOGRAFIA PARA CONSULTA, LEITURA E CONHECIMENTO

Documentos jurídicos

BRASIL. Lei nº 12.008, de 29 de julho de 2009. Altera os arts. 1.211-A, 1.211-B e 1.211-C da Lei nº 5.869, de 11 de janeiro de 1973 – Código de Processo Civil, e acrescenta o art. 69-A à Lei nº 9.784, de 29 de janeiro de 1999, que regula o processo administrativo no âmbito da administração pública federal, a fim de estender a prioridade na tramitação de procedimentos judiciais e administrativos às pessoas que especifica. Disponível em: <https://www.planalto.gov.br/ccivil_03/_ato2007-2010/2009/lei/l12008.htm>.

BRASIL. Ministério da Previdência e Assistência Social. Ministério da Saúde. Portaria interministerial nº 2.998, de 23 de agosto de 2001. Dispõe sobre as doenças ou afecções que excluem a exigência de carência para a concessão de auxílio-doença ou de aposentadoria por invalidez aos segurados do Regime Geral de Previdência Social. Disponível em: <http://www3.dataprev.gov.br/SISLEX/paginas/65/MPAS-MS/2001/2998.htm>.

BRASIL. Secretaria de Assistência à Saúde. Portaria nº 863, de 4 de novembro de 2002. Protocolo de tratamento da Hepatite C. Disponível em: <http://dtr2001.saude.gov.br/sas/PORTARIAS/PORT2002/PT-863.htm>.

BRASIL. Secretaria de Vigilância em Saúde. Portaria nº 34, de 28 de setembro de 2007. Dispõe sobre o Protocolo Clínico e Diretrizes Terapêuticas para Hepatite Viral C. Disponível em: <http://portal.saude.gov.br/portal/arquivos/pdf/pcdt_2007_hepatite_viral_errata.pdf>.

SÃO PAULO. Secretaria de Estado da Saúde. Resolução SS nº 39, de 31 de março de 2006. Aprova Norma Técnica expedida pela Coordenadoria de Controle de Doenças – Centro de Vigilância Epidemiológica, que estabelece as diretrizes para o tratamento da hepatite viral C crônica no âmbito do Sistema Único de Saúde do Estado de São Paulo. Disponível em: <http://www.saude.sp.gov.br/resources/geral/acoes_da_sessp/assistencia_farmaceutica/hepac_res0306_ss39.pdf>.

Sites

www.unidosvenceremos.com.br – Grupo Unidos Venceremos de Apoio a Portadores de HCV – Micheline Woolf

www.hepato.com – Grupo Otimismo de Apoio ao Portador de Hepatite – Carlos Varaldo

www.doencasdofigado.com.br – Dra. Eloiza Quintela

www.hepcentro.com.br – Dr. Stéfano Gonçalves Jorge

pt.wikipedia.org

Livros

BALLONE, Geraldo José. *Da emoção à lesão*: um guia de medicina psicossomática (pesquisa das relações entre as emoções e a imunidade). Barueri: Manole, 2002.

VARALDO, Carlos. *A cura da hepatite C*: manual do paciente em tratamento. Rio de Janeiro: Edição do autor, 2003.

Leia também:

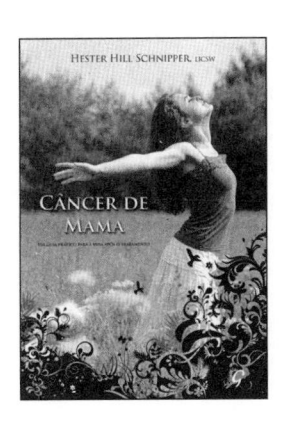

Câncer de Mama

Um guia prático para a vida após o tratamento

Edição atualizada, apresenta as recentes mudanças no tratamento padrão contra o câncer de mama e uma variedade de tópicos para ajudar na descoberta de possibilidades e desafios como: drogas poderosas para a quimioterapia coadjuvante e seus complexos efeitos colaterais; grandes mudanças nos tratamentos hormonais; novas preocupações no acompanhamento médico; que perguntas se deve fazer ao médico; como voltar a ter intimidade emocional e sexual; como lidar com problemas financeiros e no ambiente de trabalho; teste genético: por que fazê-lo, quando e em que condições; como vencer o medo da recidiva.

Sobre todos esses assuntos, Hester Hill Schnipper traz tanto sua experiência profissional, como reconhecida assistente social na área de oncologia, quanto sua recente realidade pessoal, por sobreviver duas vezes ao câncer de mama. Este livro indispensável ajudará todas as mulheres a redescobrirem sua capacidade de ter alegria enquanto continuam em direção ao futuro – como sobreviventes.

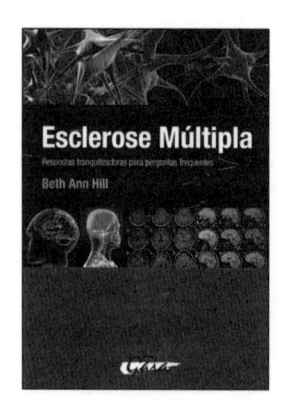

ESCLEROSE MÚLTIPLA

Respostas tranquilizadoras para perguntas frequentes

Após extensa revisão da literatura disponível, Beth Hill nos oferece um manual abrangente e inspirador, escrito especificamente para pacientes com esclerose múltipla (EM), cujas perguntas mais comuns ela responde com fatos, em tom otimista.

Lastreada nas mais recentes descobertas científicas e em suas experiências pessoais, a autora apresenta ampla variedade de sintomas e exames, termos médicos, tratamentos convencionais e terapias alternativas complementares, assim como as mudanças de vida associadas à esclerose múltipla, abordando de maneira clara e concisa muitas questões importantes em todos os estágios da doença. Fornece, ainda, uma lista de clínicas, websites, livros e publicações para pacientes, que podem servir de referência e fonte de mais informações. Mas, o mais importante, transmite esperança aos pacientes e a seus familiares para que possam novamente olhar o futuro com otimismo e ir em busca de seus sonhos, sabendo que a cura da EM está muito próxima.

Beth Ann Hill, diagnosticada em 1999 como portadora de esclerose múltipla, é escritora *freelance* e defensora incansável dos pacientes com EM, atuando na Sociedade Nacional de Esclerose Múltipla dos Estados Unidos. Vive em Rockford, Michigan.

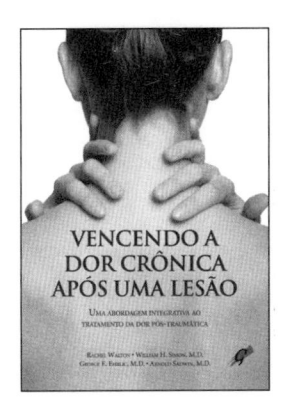

Vencendo a dor crônica após uma lesão

Uma abordagem integrativa ao tratamento da dor pós-traumática

Todos conhecemos pessoas que sofreram durante anos após um sério acidente de carro ou uma lesão relacionada ao trabalho. Um cirurgião ortopédico (dr. Ehrlic) e um neuropsiquiatra (dr. Sadwin) escreveram este livro particularmente útil, que aborda soluções dos pontos de vista físico, emocional e metafísico para acabar com o mistério da dor crônica após as lesões.

Esses habilidosos médicos acadêmicos se baseiam em especialistas que, em geral, não combinariam suas habilidades em um único empreendimento. Este livro é único porque aceita metodologias e técnicas de diversas fontes com o propósito de produzir a abordagem mais holística de todos os tempos para a solução da dor crônica pós-traumática.

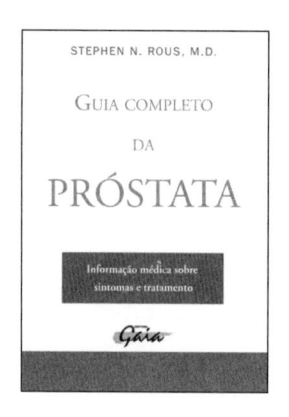

Guia Completo da Próstata

Informação médica sobre sintomas e tratamento

Sem nenhuma dúvida, a próstata parece gerar mais dúvidas, mal-entendidos, preocupações e ansiedade do que qualquer outra parte do trato geniturinário masculino. Isso na verdade não é nenhuma surpresa, porque ela realmente causa mais preocupação a muitos homens do que qualquer outra estrutura do corpo, e os sintomas e as dificuldades que surgem na próstata acompanham quase toda a vida adulta do homem.

Neste livro, o autor explica como surgem os problemas na próstata, discute as razões do tratamento recomendado, seja clínico, seja cirúrgico, e principalmente põe por terra muitos mitos e grandes mentiras que os pacientes "sabem" sobre o assunto. Assim, ajuda a entender a próstata o máximo possível, com explicações detalhadas, porém simples, para que o paciente e seu médico sejam capazes de superar, lidar ou, pelo menos, conseguir aprender a viver com o problema.

Stephen N. Rous, M.D., é professor de cirurgia da Dartmouth Medical School e ex-chefe de urologia do Veterans Affairs Medical Center, em Vermont.

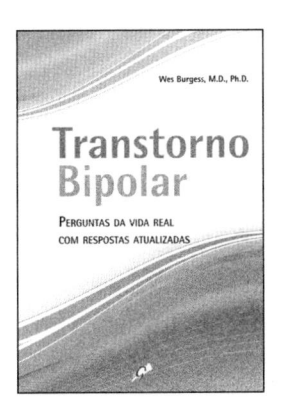

TRANSTORNO BIPOLAR

Perguntas da vida real com respostas atualizadas

O recurso mais prático e atual sobre crianças e adolescentes com transtorno bipolar.

Há vinte anos, o dr. Wes Burgess é psiquiatra especializado em transtorno bipolar. Durante esse período, ajudou muitas crianças e adolescentes bipolares – e suas famílias – a ter uma vida feliz e bem-sucedida.

Transtorno bipolar – Perguntas da vida real com respostas atualizadas contém mais de quinhentas perguntas da vida real feitas por crianças, adolescentes, pais e membros da família e oferece soluções práticas para desafios importantes, incluindo:

Como saber se seu filho tem transtorno bipolar?
Que hábitos alimentares, de sono e de exercícios podem ajudar a diminuir os sintomas bipolares?
Que medicamentos são os mais seguros e melhores para seu filho?
Como encontrar e consultar o melhor médico para seu filho?
Como minha família e eu podemos ajudar meu filho a ter sucesso na escola?
Por que meu filho bipolar age e pensa dessa maneira?
Como a família e os amigos podem dar apoio aos entes queridos e ajudar a evitar crises bipolares?

Impresso por :

Graphium
gráfica e editora
Tel.:11 2769-9056